Buongiorno dottore
(come sopravvivere
alla corsia di medicina)

*"Per quanto banale possa sembrare,
nell'arte come nella vita,
è necessaria la semplice umanità.
Senza questa non può esserci né una grande arte,
né un grande artista".
(Marc Chagall)*

Tu chiamale, se vuoi, emozioni

A volte capita

A volte ti capita, da medico, di sentire una paziente che ti dice:

"Sa, dopo l'intervento - è andato tutto bene e non ho mai avuto problemi - è capitato l'inferno e non ho capito più niente. Perché è mancato il mio compagno. E non parlo neanche più con mio nipote, che è medico, con cui avevo un buon rapporto: ma non abbiamo bisticciato. La vita mi ha dato tanto e non mi aspetto più altre cose. E me ne sto in casa".

Vorresti aiutarla...

"Mi spiace, capisco. Anche a me è successo di non vedere più una persona a cui volevo bene, senza che ci fossero state parole, e di rivederla solo dopo tanto tempo. Perché non parla con qualcuno? non ha qualche amica o un familiare con cui confidarsi?"

"Non ho amiche, e con mia figlia non parlo: le voglio bene ma è brusca ed è del ramo...", e forse ha paura che la psico-analizzi...

"E allora, se il fisico glielo permette, perché non va a visitare una mostra o una città d'arte?"

"No, non mi va!"

"Mi scusi se le ho detto così, Lei è una persona colta (è professoressa di lingue) ed ha un animo sensibile. Non volevo proporle una crociera!"

"No, certo..."

"E allora perché non prova con un cucciolo?"

"Per carità, c'è già mia figlia che ha l'animo del veterinario, non voglio!"

"Va bene, non insisto: non volevo darle consigli, ma solo invitarla ad uscire da un mondo chiuso". E poi: "Spero almeno di averla fatta un po' sorridere".

Mi guarda un attimo. Poi dice: "Sa dottore, adesso sono un po' più serena. Venire qui è stato come andare da un amico".

Malinconia

"Buongiorno signora, come sta?"

"Bene".

"Mi racconta cosa è successo, perché si è ricoverata in ospedale?"

"Nulla, per malinconia".

Scorri la cartella clinica, controlli gli esami, aggiorni la terapia di quella malata un poco âgée...

"Quando mi mandate a casa?"

"Non abbia fretta, facciamo solo qualche verifica".

"Voglio andare a casa. Mi dispiace di stare qui, per voi dottori, per l'incomodo che vi do..."

Sorridi con dolcezza.

Fratture

"Fratture?"

"Si, ma piccole: qualche dito, un braccio... andando in moto. Quand'ero giovane. Mi piace la velocità".

"E alla testa, traumi cranici?"

"Anche, ma leggeri, quando sono caduto guidando l'aereo".

"Ma come? Quando era pilota di linea?"

"Si, due volte: una a terra, l'altra ammarando..."

"Il prossimo volo mi chiami: è una garanzia, tutte le volte che cade la scampa. Non c'è il due senza il tre!"

Pensieri leggeri come nuvole

L'infermiera

"Dottore, possiamo togliere le infusioni - sono complicate e si fa confusione - e anche qualche controllo della glicemia? Adesso vanno bene, e dobbiamo pungerlo tutte le ore..."
Zanzare!

Il medico

"OK. Gli esami sono buoni e la situazione è migliorata... Come va Signor G.?"
Finalmente un paziente che sta bene: Santa Buddità!

Il paziente

"Ora mi sento meglio, ma stanotte ho avuto le allucinazioni e vedevo degli animaletti. E poi vedevo attraverso i muri!"
Occhiali a raggi X?

La parente

"Dottore, potrebbe mangiare della toma? Dice che gliela hanno portata via..."
Certo, il formaggio strappato dalla bocca!

La consulente

"E' sempre stato un diabete difficile da compensare. Lo conosciamo da una vita e fa quello che vuole. Figurati, faceva il tombarolo..."
E quindi, se ti laurei in archeologia puoi chiedergli di prenderti a fare il tirocinio sul campo: l'uomo talpa/Indiana Jones!

Il paziente, in terza giornata

"Dottore, io sono stufo. Quando mi lasciate andare? Sono qui da sei mesi, da Natale!"
Il sublime.

Pensieri lievi che passano come nuvole.

Occhi per piangere
(Come Liz Taylor e Richard Burton)

Uff., sono già le 14:30. Ho saltato come al solito il pranzo e sto ancora compilando con i colleghi le ultime schede di terapia, un paio di lettere di dimissione, un certificato di malattia, la prescrizione di un farmaco, in ritardo sulla tabella di marcia.

Ad un tratto sento spingere sulla porta a vetri che scherma lo studio: una giovane donna che chiede del Dr ...

"Sono io". L'aspettavo: "Mi attenda fuori, ne ho ancora per una ventina di minuti".

Completo il tutto, consegno le dimissioni... "Si accomodi nello studio lì accanto, arrivo subito". Mando giù due grissini ed un sorso d'acqua.

Poi parto.

Perché anche una visita può essere un viaggio.

E' una figura sottile dall'incarnato pallido, su cui risaltano due labbra tornite dal rossetto acceso e il capo coperto da una fascia verde, inviata da un collega per una valutazione internistica complessiva.

"Ecco l'impegnativa!" La spinge in avanti sulla scrivania.

"Sono qui per una anemia", dice un po' spaventata, "ed ho anche le carte dell'intervento: sono andata in Urologia perché avevo i calcoli e mi hanno messo uno stent, poi mi hanno trovato un tumore, poi mi hanno mandato a Torino dal Prof ... - quello famoso - e mi hanno portato via tutto. Poi mi hanno cambiato lo stent e sono andata al controllo e andava tutto bene, poi mi è venuto il diabete... Guardi i miei capelli: lì tengo coperti con una fascia perché sono tutti rovinati..."

Affastella le notizie raccontando una storia che si allunga come un tormentone.

"Si fermi un attimo! Il Dr ... mi ha accennato al suo caso, ma ripartiamo con più ordine; di solito", spiego, opponendo la difesa potente dell'anamnesi allo sfregio della malattia, "io faccio così: raccolgo alcuni dati generali e qualche notizia per inquadrare il contesto generale e poi mi concentro sul problema attuale. Le va bene?"

Non attendo la risposta.

"Di dov'è? E' sposata? Con chi vive? Che lavoro fa?", la incalzo mentre trascrivo i dati anagrafici e le notizie sulla pagina word della scheda della visita.

"Divorziata!" E' la risposta su cui calca di più l'enfasi.

"Ha figli?"

"No!" Il tono è triste. "No... Prima lavoravo come assistente sociale, facevo l'ADEST: ma adesso ho l'invalidità, al cento per cento! Vivo con i miei - non ho fratelli - ma sono anziani".

"Sono malati? Hanno avuto infarti, tumori o altri problemi di salute?"

"No, ma hanno qualche malanno: mia madre è sopra i 70 ed è stanca, mio padre ne ha quasi 80 e fatica a camminare".

Colgo una sfumatura nera per un'età grigia che però non sembra così male.

"Adesso vediamo i suoi precedenti clinici, operazioni e malattie", le chiedo.

"Le solite malattie da bambina, poi l'appendice e una plastica al setto nasale; poi mi hanno tolto il tumore".

"Aspetti, andiamo per gradi: ho visto che le hanno tolto una paratiroide..."

"Ah sì, giusto: mi hanno trovato il paratormone alto in Pronto Soccorso e mi hanno mandato ad operarmi".

"Mi spieghi meglio: hanno fatto la diagnosi in Pronto Soccorso o è andata da un endocrinologo?

Glielo chiedo perché sono esami di secondo livello, che vengono di solito richiesti alla dimissione dando inizio ad un iter diagnostico".

Si confonde un po': "Si, in Pronto soccorso, ma poi mi hanno operato... mi scusi, non ricordo più bene..." La voce tende a strozzarsi.

"Qui leggo che ha avuto problemi renali: ha sofferto di coliche?"

"Nel 2000 sono stata in clinica. Poi l'altr'anno in Urologia e hanno trovato il tumore..." Quasi piange.

La interrompo: "Stia tranquilla, vada più piano perché voglio capire meglio. La prima volta le hanno tolto i calcoli?"

'Mi hanno fatto una litto...litro..." Incespica nelle parole.

"Li hanno bombardati?"

"Si! No, forse... non ricordo bene! E lo scorso anno di nuovo: ho avuto male e mi sono ricoverata e mi hanno messo uno stent e volevano togliere il calcolo ma si sono fermati perché hanno scoperto il tumore".

La fermo ancora: "Dopo aver rimosso l'adenoma non ha fatto qualche controllo specialistico? Qualcuno le ha spiegato che ci può essere una relazione tra le malattie delle paratiroidi e i calcoli ai reni?

Magari si formavano lo stesso ma li avrebbe scoperti prima di sentire male".

"No". Esita leggermente. "Andavo dal mio medico... Non ricordo!"

I ricordi di una storia dolorosa spesso tendono a sovrapporsi, sfumando qualche particolare.

"Parliamo finalmente del tumore: se ho ben capito gli urologi si sono dovuti fermare, dopo averle inserito uno stent e prima di intervenire sui calcoli, perché prima l'ecografia e poi la TAC mostravano la presenza di un tumore, probabilmente una forma neuroendocrina, di aspetto multifocale con interessamento di più zone del pancreas; e c'era il sospetto di una metastasi al polmone. Ma per fortuna gli esami successivi - le due PET - hanno escluso una diffusione a distanza, per cui i colleghi di Torino hanno deciso di portare via tutto. Purtroppo l'intervento è stato molto esteso: pancreas, milza, colecisti, un tratto di duodeno... ed hanno dovuto ricostruire la continuità digestiva con una serie di anastomosi. Davvero molto pesante!"

Mi guarda con espressione addolorata.

"Ma i suoi capelli non sono così rovinati: sono un po' sfibrati, ma non li ha persi... Non è vero?"

"Sì!" Gira di lato la testa mostrando la nuca.

"In effetti l'esame istologico del pezzo operatorio ha confermato il sospetto di una forma neuro-endocrina, dal carattere più benigno, e non c'erano metastasi. Non ha fatto chemioterapie?"

"No".

"Vedrà che pian piano anche i suoi capelli miglioreranno...", abbozzo cercando di rincuorarla.

"Mi è venuto anche il diabete!"

In testa si accende l'idea di una MEN, ovvero di una combinazione di neoplasie endocrine, ma evito di parlarne perché mi sembra già fin troppo provata: balbetta, vibra le labbra, trema con la mano... Poi tira fuori un flaconcino.

"Posso prendere delle gocce per tranquillizzarmi?"

"Ma certo! Faccia pure, con tutto quello che le è capitato chiunque sarebbe un po' giù". Poi chiedo con delicatezza: "Aveva già avuto problemi di depressione in passato?"

"Sì, dopo il divorzio". Beve con avidità le goccine che ha versato in un bicchiere di plastica.

Ad un tratto fa irruzione una frotta di persone: infermieri, Oss, volontari... E' terminata la riunione!

"Tutto bene? Avete discusso di ferie?", chiedo alla caposala.

"Nessun problema, erano solo piccole questioni di reparto... Facciamo in fretta e poi vi lasciamo soli".

La paziente è un po' disorientata ed allora attendo la loro uscita.

Forse è arrivato il momento di restituirle un po' di fiducia, rimugino tornando col pensiero ad un recente incontro in tema di counseling sanitario.

"Il suo diabete è una conseguenza spiacevole ma inevitabile dell'intervento..."

"Sono stata anche dal diabetologo: insulino-dipendente!" ribatte.

"... perché l'insulina viene prodotta dal pancreas, che è stato rimosso completamente. Ma se guardiamo bene, Lei usa dosi di insulina molto basse, una dozzina al giorno, e qui in reparto siamo abituati a vedere malati che ne usano anche più di cento..."

"Davvero?" Sorride un po' rincuorata.

"Certo. E poi bisogna sforzarsi di leggere le cose dal lato positivo: all'inizio credevano che ci fosse una metastasi polmonare, e non si sarebbe potuta operare, ma per fortuna non era vero. Inoltre non c'è stata nessuna complicanza post-operatoria ed è stata dimessa in buone condizioni".

"Sì".

Avverto una maggior reattività.

"Non a caso quando l'hanno rivista i chirurghi hanno confermato il buon risultato, e l'oncologa a distanza di un paio di mesi ha detto che non c'è nessun segno di ripresa tumorale e che la rivedrà tranquillamente fra 6 mesi. Ed è così, perché i tumori neuroendocrini hanno un comportamento più benigno!"

Il volto sembra quasi meno esangue.

"Ma l'anemia? Mi preoccupa molto!"

Dissimulo la preoccupazione guardando le carte: "In realtà i suoi valori di emoglobina non sono così brutti, 8.4 grammi/litro, Probabilmente si tratta di una carenza di ferro e vitamine, perché l'intervento ha modificato la sua digestione e l'assorbimento di quello che mangia, e il corpo ne risente".

"Sono bassa anche di vitamina D, perché ero troppo preoccupata e per qualche tempo non l'ho più presa... Ma adesso ho ricominciato ad usarla".

"Ha fatto bene. Devo confessarle che il Dr ... mi ha chiesto di esaminare proprio questa anemia, ma non deve preoccuparsi: non è lieve ma neppure troppo grave, perché possiamo benissimo correggerla con del ferro o con una trasfusione".

Sorride ancora.

"Ora ci spostiamo per la visita nella stanza in fondo". Vado di buon passo, lasciando che mi segua lentamente e guardando di sottecchi l'effetto delle mie parole. Poi la visito con attenzione: magrolina ma non sciupata, e con una cicatrice chirurgica ben guarita.

"E' una cicatrice molto bella!"

"Davvero?"

"Sì: di solito un intervento così impegnativo richiede due o più tagli, verticale e sotto l'arco costale, per avere una buona visuale; ma Lei è minuta e quindi è bastata una incisione verticale. Ed è guarita veramente bene: i margini sono perfettamente regolari e puliti. Qualche anno fa facevano tagli da tutte le parti anche quando toglievano solo la colecisti, ed invece a Lei è rimasta una cicatrice graziosa, che sembra quasi fare un ricciolo ed abbracciare l'ombelico. Faccia solo attenzione a proteggerla, usando una fascia se recupera peso, per impedire che si sventri. Ma adesso torniamo nello studio per completare la risposta e fissare i prossimi controlli".

Raggiungo lo studio osservando di sbieco i suoi passi: è soddisfatta e cammina più svelta, con il busto più eretto e una luce diversa negli occhi.

"Allora, ricapitoliamo un po' le cose. Abbiamo visto che l'intervento è riuscito perfettamente, ed abbiamo detto che il diabete e l'anemia sono due conseguenze purtroppo inevitabili dello stesso intervento, mentre la carenza di vitamina D e la calcolosi renale sono collegate ai problemi delle paratiroidi. Per questo deve essere molto costante nei controlli e farsi seguire bene non solo dall'oncologo, ma anche dal diabetologo e dall'endocrinologo.

Per quanto riguarda l'anemia la vedremo periodicamente nel nostro ambulatorio, per trattarla nel modo più opportuno. Proprio come ha deciso di fare per il peso, che si è ridotto perché i suoi meccanismi di digestione e assorbimento dei cibi si sono indeboliti. Gli enzimi digestivi, il Deursil e i gastroprotettori servono a questo e sono un aiuto importante. Ma deve anche avere un po' di fiducia".

"Si, certo".

"In fondo anche i suoi genitori non sono così malati: forse il papà è un po' acciaccato e la mamma ha patito sicuramente moltissimo la sua malattia, ma vedendola stare meglio miglioreranno anche loro".

E' decisamente più serena ed ha voglia di parlare: "Sa dottore, sono divorziata, ma ci siamo riavvicinati. Dopo il divorzio mio marito ha perso il lavoro, ma abbiamo ricominciato a frequentarci. Proprio come Liz Taylor e Richard Burton".

Avverto in me una incuriosita meraviglia: "Prima o dopo il suo tumore?"

"Prima!", ribatte allegra.

"E, scusi se sono sfrontato, il suo ex marito come ha reagito? Non si è spaventato o allontanato quando si è ammalata? Sa, molti non reggono..."

"No, mi è stato molto vicino. Proprio come due fidanzatini".

"Mi fa molto piacere per Lei: è stata molto fortunata". Le sorrido con garbo.

E chiudo l'intervista annotando sulla scheda word: "Ha ristabilito da qualche anno un ottimo rapporto con il coniuge".

Cavour (dolce come lo zucchero)

Al briefing

"Sapete cosa mi è successo stanotte?", quasi grida la collega entrando nello studio.

"Mi hanno chiamato - ero reperibile - perché la paziente al letto uno era diventata soporosa, respirava a fatica e desaturava; la parente era lì e ha chiesto di evitare accanimenti.

Ma quando sono uscita mi sono accorta che il ragazzo della camera accanto era completamente fuori fase: sembrava allucinato, andava avanti e indietro e diceva 'non ce la posso fare, non ce la faccio, è più grande di me'. Farfugliava, ma non era in ipoglicemia!"

"Mah! Strano...", facciamo in coro, "sarà stato un po' teso perché ha appena scoperto di avere il diabete e questo scombina i suoi studi a Torino".

"Mi ha fatto proprio impressione: adesso chiedo un parere specialistico psichiatrico e un supporto psicologico", ribatte lei.

"Vabbè, organizziamo il piano della giornata e poi vediamo". Ma mi ha incuriosito e così mi propongo di fare il giro visita con lei, giusto per vedere come stanno le cose.

Giro-visita

"Ecco, andiamo dal ragazzo", fa la collega. "Prova a parlargli anche tu e convincilo a stare calmo!"

Entriamo alla spicciolata io, la collega, lo specializzando, l'infermiera e l'allieva infermiera: praticamente un corteo!

Il ragazzo, appena ventenne, ha una barba alla Cavour che gli incornicia il volto fanciullesco e una espressione un pò timorosa.

"Ciao". Ci siamo già visti un paio di sere prima, quando mi sono intrattenuto con lui e con la madre mentre passavo in rassegna la corsia, come sono uso fare - quando posso - per verificare se tutto è a posto o se qualche paziente può dare problemi: prevenire pericolosi peggioramenti notturni è un benefico accorgimento appreso negli anni con l'esperienza!

E' uno studente universitario, iscritto al primo anno di giurisprudenza a Torino.

"Come stai?", proseguo sfiorando la pediera del letto. Ha lo sguardo un poco smarrito.

"Mi hanno detto che questa notte hai dormito poco perché eri preoccupato: ti capisco, avere il diabete spaventa sempre all'inizio; e poi ieri ti hanno accompagnato al centro diabetologico e lì ti avranno bombardato di informazioni, scoraggiandoti!"

"Eh sì, un po'...", sibila a mezza voce.

"Lo fanno sempre!": non è vero, non lo è necessariamente, ma in quel momento voglio solo rincuorarlo. "E alla fine uno esce per forza disorientato", continuo.

"Ti hanno dato anche le penne per l'insulina?"

"Si, sono nell'armadietto. Ed anche due apparecchi per misurare la glicemia".

"Ed hai provato a farti l'insulina da solo?"

"No, perché sono rientrato in reparto per il pranzo e poi sono tornato una seconda volta al centro: me l'ha fatta l'infermiera".

"Allora oggi fategli provare la penna", chioso rivolto all'infermiera, "ed anche il reflettometro".

In quel mentre l'allieva ritorna con l'insulina del mattino. "Ah, avete preparato la siringa... non importa, fatelo provare da solo, così impara, ma d'ora in avanti fatelo addestrare con le penne".

"Puoi farla sulla coscia, sull'addome, sulla spalla: scegli tu", fa l'infermiera con tono garbato. "Ecco, premi lo stantuffo. Lascia qualche secondo l'ago inserito per far assorbire bene tutta la dose. Poi passa delicatamente l'ovatta, ma senza strofinare. Perfetto".

"Bravo, benissimo", faccio io. "Visto? Tutto molto semplice; e più tardi devi provare anche a misurare da solo la glicemia".

Lo sguardo è meno teso.

"Anche se ti hanno raccontato un sacco di cose e pensi di non riuscire a ricordarle - e non ti ci raccapezzi - hai tutto il tempo di assimilarle poco alla volta: d'altro canto ti rivedranno ancora. Per adesso è comunque importante che impari bene ad autosomministrarti l'insulina e a fare i controlli glicemici per conto tuo. E a curare l'igiene delle mani e dei piedi, per prevenire piccole infezioni; anche più di noi, che a volte siamo un po' sciocchi e distratti!", chiudo alleggerendo il clima in modo scherzoso.

Adesso il suo sguardo gira un po' di qua e un po' di là.

"In fondo, anche se pensi che questa è una bella botta non è così, perché pian piano riuscirai a conoscerti meglio e ad accettare quel compagno imprevisto e per certi versi sgradito. E conoscerai e ci insegnerai molte più cose su di te di quello che noi pensiamo di sapere. L'esame di diritto privato, quello sì che è una botta!" Cerco ancora di stemperare le sue paure risvegliando la mia memoria.

"Mi ricordo di quando ero studente all'università, e frequentavo al Collegio Einaudi altri amici iscritti ad informatica, matematica, giurisprudenza: anatomia e fisiologia per me, analisi e istituzioni di diritto per loro, quelle sì che erano delle botte, delle vere mappazze da studiare, con tomi di oltre mille pagine!"

"E poi non devi pensare di essere l'unico ragazzo con il diabete" (come un brutto anatroccolo, mi viene da pensare), fa l'allieva, molto carina nel seguire la mie parole volte a tranquillizzarlo. Per inciso, le allieve sono sempre carine e bellissime quando si incamminano per una strada che fa dell'attenzione a chi soffre l'oggetto di studio! Almeno fintanto che non vengono scoraggiate, purtroppo, dalla durezza dei turni.

"Una mia cara amica, io non lo sapevo e non me ne ero accorta", continua lei, "mi ha confidato di essere diabetica - e questa confidenza me la fa sentire più vicina. E non si sente affatto imbarazzata a fare l'insulina con la penna: quando è ora si fa solo un po' in disparte, e poi con la penna è un attimo!"

"I diabetologi mi hanno anche detto", aggiungo, "che ti daranno un cerotto con un sensore speciale per misurare la glicemia, che dura due settimane".

"Me lo danno appena arriva".

"Una meraviglia: lo metti sul braccio e poi, quando vuoi, passi il lettore o anche solo lo smartphone (basta scaricare una app.) e puoi leggere il valore. Non hai neanche bisogno di togliere il vestito o alzare la manica! Veramente fantastico, quasi come nei film di fantascienza. Sei davvero una generazione avanti a noi".

Sorride lievemente, mentre lasciamo la stanza e la madre sussurra sottovoce un grazie.

Pomeriggio sul tardi

Stai viaggiando in auto verso Torino: vuoi fare una passeggiata per lenire qualche tensione che ti porti dentro: Torino è piena di charme, specie quando si fa sera e le dimore sabaude si colorano di giallo e arancio.

Magari anche un film: danno 'La tartaruga rossa', un film d'animazione ben recensito dalla critica, poetico e struggente; oppure un film d'azione, adrenalinico ed esagerato come 'Logan', sul mutante Wolverine e una figlia a dir poco problematica; o forse anche una commedia musicale, 'La La Land', premiata agli Oscar.

In fondo il cinema è evasione, ma può essere benissimo una forma di terapia e rientra a pieno titolo nel novero delle Medical Humanities, vicine alla Medicina Narrativa, un modo di approcciare la salute imperniato sul vissuto di malattia che si sta pian piano facendo strada nella società moderna.

Ed ecco che mentre osservi il paesaggio scivolare via ti torna in mente Cavour, lo studente con il diabete.

Un flash che fa partire e ronzare in testa mille pensieri, che accendono la fantasia sul fantasmagorico mondo della scienza applicata e sulle frontiere impossibili delle scoperte tecnologiche! E così ti viene da sorridere pensando alla fortuna delle nuove generazioni, davvero un passo avanti, destinate ad affacciarsi sempre più sullo spazio virtuale, in tensione verso una nuova 'umanità potenziata'.

Non come me, che a stento riesco a utilizzare uno schermo touch and screen...

La mente richiama i brandelli di un recente corso di aggiornamento sulle imminenti novità in tema di controllo del diabete e alcune ricerche online sulle potenzialità degli smartphone moderni e delle loro app.: un sensore cutaneo che permette innumerevoli letture glicemiche senza alcuna puntura, con un gesto semplice come appoggiare un lettore al braccio (come quello promesso allo studente di giurisprudenza); i microinfusori da applicare alla cintola - le 'insuline patch pumps' - capaci di infondere sottocute insulina in continuo, secondo un programma predefinito, senza uso di tubicini o altro; addirittura la prospettiva di una integrazione tra sensori e microinfusori - la SAP, o 'sensor-augmented insuline-pump therapy' - in grado di modulare il rilascio insulinico in base ai valori di glicemia, e di bloccarlo sotto una determinata soglia.

A ben vedere, una sorta di pancreas artificiale!

Ed ancora altri fantastici dispositivi: lenti che possono rilevare la glicemia dal film lacrimale (una joint venture tra Google e il colosso farmaceutico Novartis sta mettendo a punto un dispositivo del genere) e sensori specifici per la saliva, che richiamano i dispositivi di allarme basati sulla lettura della retina di alcuni film SF.

Lenti a contatto che in futuro saranno in grado di proiettare i valori glicemici sul parabrezza dell'auto per avvisarti di una ipoglicemia, o perfino di interfacciarsi con il computer di bordo, innescando il pilota automatico o facendo accostare l'auto, per impedire l'uscita di strada o un incidente: Wow!

Oppure di avvisare un centro ospedaliero collegato in rete, tramite la telemedicina, che ti invierà soccorso e ti fornirà un aiuto a distanza, quasi come un 'ricovero virtuale'.

Lenti infine capaci di controllare innumerevoli variabili - ad esempio la pressione oculare o i vizi diffrattivi - da inviare ad un centro oftalmologico, per ordinare online un paio di occhiali; di correggere con qualche artificio ancora in fase di studio una malattia come il glaucoma; di proiettare segnali capaci trasferire al cervello di un cieco gli stimoli luminosi. Fantascienza? Beh, vedremo...

Perché in effetti già oggi la telemedicina promette di trasferire moltissime informazioni sullo stato di salute al centro di cura di riferimento: non solo la glicemia e la temperatura, ma anche la sO_2 registrata con un pulsossimetro, la pCO_2 (con qualche altro marchingegno), il battito cardiaco e perfino l'ecg, registrato da una t-shirt ricca di sensori o da uno smartphone apposito.

Un controllo da remoto o, in alternativa, la possibilità di interagire con gli strumenti della domotica, per riscaldare l'ambiente in cui soggiorni, chiudere e aprire porte e finestre, inviare segnali alla farmacia (che magari ti recapiterà con un drone le medicine sull'uscio di casa), avvisare la centrale 118 non solo in caso di aggressione ma anche all'occorrenza di incidenti domestici o fughe di gas.

Una prospettiva in bilico tra uomini e robot: quasi una interfaccia permanente tra l'umano e la cibernetica, con incredibili vantaggi per la salute, che getterà un ponte verso un'umanità futura, capace di superare i propri limiti e di vivere con l'aiuto della tecnologia in situazioni estreme. Nei ghiacci polari, nelle capsule spaziali dei viaggi interstellari, negli abissi marini dalla gravità esagerata.

Grazie ad un potenziamento fisico che già si intuisce nell'armamentario dei soldati d'assalto americani: esoscheletri che decuplicano le forze, lettori ottici sugli occhiali da sole e altre diavolerie tenute ben nascoste, e financo il prolungamento indefinito della vita con l'ibernazione, come vorrebbero fare gli adepti delle sette transumane.

Chissà se queste fantasticherie sono veramente dietro la porta e se quello studente ne ha la percezione, ti dici, mentre corri veloce verso Torino...

Mi piace sognare ad occhi aperti!

Compieta

Adesso che è sera e tenti una sintesi dei tuoi pensieri, ritorni però a quell'incontro, ai timori del ragazzo.

Ai tentativi, tuoi e di tutta l'equipe, di togliergli ansia ed incertezze.

Alla consapevolezza che per lui sarà diverso, rispetto a chi era diabetico in passato.

Alle fantasie di una medicina del futuro.

All'idea un po' inquietante di una umanità nuova, che si addentra nel mondo inesplorato dell'interazione con le macchine.

Alle sirene del potenziamento umano, che permetterà nuovi traguardi e nuove ripartenze.

Alla paura che quella direzione ci faccia perdere la nostra identità.

All'anelito ad una scienza avanzatissima, bilanciata da una attenzione profonda a quello che più ci caratterizza come esseri umani.

Alla capacità di narrarsi, di raccontare le nostre sensazioni ed emozioni, le nostre fragilità e i nostri sogni.

Alla speranza di non perdere il senso della vita.

Al desiderio di amare ed essere amati.

E spegni la luce affidandoti alle braccia di Morfeo.

Fatou

"Ma credevi che non saresti più stata triste?
O arrabbiata, o stanca, o semplicemente
incazzata... perdona il linguaggio.
Avanti Fatou! Apri gli occhi!"
Era sbagliato sperare di essere felici?
(Zadie Smith, L'ambasciata di Cambogia)

Eppure...
  solo chi ha pianto, sa donare un sorriso.
  La felicità è come il sole, sorride e poi tramonta.

Appoggi il gomito

Appoggi il gomito.
  Appoggi il gomito alle spondine,
  fragile confine tra te e la malattia
  e insieme limite di vite disarmate,
  gabbia contro rovinose cadute
  da superare come quella distesa infinita
  che tiene lontano il miraggio
  di un'Europa scintillante.
  Ah, maledetta scala di Conley!

Avvicini il muso.
  Avvicini il muso come un san Bernardo
  dal tartufo umido
  fino alla soglia prossemica
  - lo spazio vitale di quella
  indifesa faccia avvizzita -
  non per annusare pannolini e malattie
  (comunque, forse è un dono, hai poco naso!),
  ma per fiutare l'odore degli anni.

"Come sta, signora Carolina?"
  (son tutte Caroline le nonne del mondo

quando fanno compagnia ai bimbi
e sempre mi ricordano la dolce Mucca Carolina
di un famoso formaggino).

"Me lo dica Lei!"

Tutto-O-key tutto-O-key...

"Le sue condizioni sono buone
e i suoi esami vanno davvero bene.
Solo un piccolo scompenso cardiaco
e una breve insufficienza respiratoria,
ormai superati.
Ma io intendevo chiederle se ha male,
se qualcosa le duole..."

"No, non ho male".
"E' fortunata, perché nonostante la sua età
- gira intorno ai cent'anni -
il fisico regge bene: è ancora in gamba!
E poi è molto lucida e ragiona con intelligenza.
Brava!"
"La invidiamo molto",
aggiunge con calore la Simo,
l'infermiera che ci accompagna nel giro visita.

"Oh, non dica così, signorina!"
ribatte con gli occhi un po' spenti,
lasciando entrare in tutti una goccia
di tristezza inaspettata.
"E' vero, ho ancora i figli
ed anche dei nipotini,
ma non dica così:
a questa età non rimane nulla da fare,
non si vuole più nulla".

E forse, pensi, non hai più sogni:
touchè!
E allora, pensi,
"quando sarò su quel giaciglio
- spero un bel po' più in là (sono sincero!)
ma la vita è un soffio -
lasciatemi scavalcare quelle spondine,
anche se,
come sempre
e per tutta la vita,
cadrò ancora una volta".

"O se invece vorrete diversamente,
lasciatele su:
perché mi affiderò a voi,
senza timore

e non parlerò di eutanasia...

Purché ricordiate in ogni caso
  di amare
  quello che sono stato,
  quello che sono
  e quel che sarò".

Pà

La osservi.

Sul lettino, la pelle pallida un poco ingiallita, con un lieve strabismo. Mandata dal DEA, per una anemia da approfondire.

Completi la visita.

Poi ti siedi.

E ti rivolgi all'anziano signore che l'accompagna, il marito presumi (c'è anche il figlio, ma mi dicono sia sopra le righe), perché vuoi sapere di più, e insieme dare ascolto al compagno di una vita.

Anche se immagini sia come lei fragile, se non di più, magari confuso, con la memoria che incespica. Dal volto affilato, la pelle altrettanto ingiallita e debole, l'aspetto incerto.

Ed inizia a parlare.

Ma quando parla ti accorgi, dalla proprietà di linguaggio, dal tono pacato, dalla misura e dalla semplicità delle parole, di un pensiero vivo, lucido, nient'affatto cadente. E ti meravigli.

"Indagheremo l'anemia con qualche esame, e faremo se il caso altre trasfusioni, senz'altro una cura con del ferro per via endovenosa", gli dici.

"Capisco".

Lo guardi meglio.

"Quanti anni ha Lei?"

"87"

"Parla bene, ed è molto in gamba per la sua età! Che lavoro faceva?'"

"Ero maestro elementare..."

Touché.

"E sua moglie?"

"76. Anche lei era maestra, ma ha lavorato poco, solo all'inizio, con le supplenze. Poi è rimasta a casa".

"Adesso sua moglie è debole... Ma senta, negli ultimi tempi le sembra che si confondesse a casa?"

Fa cenno di no col capo, ma in modo delicato, quasi a nascondere la debolezza o una defaillance, per pudore o timidezza.

Lascio correre e svio il discorso.

"Da quale plesso dipendeva?"

Uso il termine plesso per intendere, forse in modo improprio, il territorio scolastico, il suo distretto.

"Ero a Vercelli".

"Una volta Vercelli e Biella erano insieme?", chiedo ancora.

"No, mi sembra di no".

"Sa, le chiedo questo perché anche mio padre era maestro, ed ha la sua età. Magari vi siete conosciuti: insegnava nel Biellese, al mio paese, ma all'inizio ha lavorato anche a Vercelli".

E giocoforza, mentre parlo, confronto la lucidità di quel anziano e distinto signore con le difficoltà di un papà confuso, coevo ma oggi segnato dagli anni.

Come molti alla loro età.

Un papà dolce, timido nei gesti, apprezzato dai bimbi, ricordato dalle famiglie. La gola un poco si raggruma.

"No, ora non ricordo. Magari sì, ma mi spiace, non saprei dire..."

"Non fa nulla, chiedevo solo, per curiosità... ma adesso parliamo con le infermiere, e fissiamo i prossimi appuntamenti".

*A San Lorenzo di solito le vedi cadere, ma tra
quelle che ho visto stanotte una saliva*

Quanto

"Quanto?"

"Non so", fai, guardando di sottecchi. "Non molto".

"Ma si può riformare?"

Percepisci l'ansia: "Sì, è probabile che il versamento si riformi. Ma non possiamo dire in quanto tempo".

E anche il rammarico: "Come mai non vi siete accorti prima? In fondo veniva sempre lì a fare i controlli.."

Mi fermo un attimo: "Forse era piccolo. Magari stava lì da un po' di tempo, ma facevamo attenzione ad altre cose, cercando di tener ben controllato il cuore, la bronchite cronica, la cirrosi epatica. E solo quando è comparso il versamento pleurico, quando le cellule si sono diffuse cadendo nel liquido, la malattia è diventata più grave".

"Ci sono delle cure?"

"No. A questo punto non credo, nelle sue condizioni e per le altre malattie che ha già. Potremmo provare a rallentare la progressione con un farmaco 'biologico', se le cellule contengono un recettore che le rende più sensibili, ma è difficile. Ma nessun intervento, nessuna chemioterapia, nessuna radioterapia".

"Sentirà male?"

"Forse, e in vari modi. Può provare affanno - la dispnea, come stanotte - ma possiamo calmarla con le medicine che usa già, oppure togliendo il liquido con una toracentesi e dando ossigeno.

Oppure può sentire un dolore fisico, se il male tocca la pleura, le fibre nervose, l'osso, un organo sensibile... ma per fortuna anche in questo caso possiamo fare qualcosa con gli antidolorifici, a dosi crescenti, o se necessario con la morfina.

O ancora, può avere male in generale..."

"La spossatezza?"

"Sì: un malessere e una prostrazione che dipendono dalla tossicità del tumore che cresce. D'altro canto la morfina, che può dare un po' di euforia, può attenuare anche questo tipo di male.

C'è però un altro tipo di dolore, psicologico, più profondo ed insidioso: la tristezza di dover lasciare il mondo, quello che avvertiamo quando sentiamo che si avvicina la nostra ora..."

"Quanto tempo?"

"Non molto, purtroppo: non c'è un 2016. O tutt'al più sarà un 2016 triste. Mi spiace".

Ci alziamo.

Tristezza lucida.

"Per questo non è detto che il ricovero sia la cosa migliore: perché ci toglie la possibilità di stare a casa, tra le nostre cose. Perché ogni giorno in ospedale, per una persona della sua età, è rubato alla vita".

La voce si affievolisce un poco.

"Ma adesso gli porti pure qualcosa - un thè se vuole - e fatemi sapere..."

Un giorno come gli altri

"No, non mi va!" Lascia scivolare le parole dalle labbra grigio-viola, con il respiro rantoloso.

"Mi ascolti, signor Battista (un anziano ancora lucidissimo, ma il nome è una finzione, un inciso nella narrazione del dolore), le spiego. Vorremmo spostarla in un'altra sezione, su un altro piano dell'ospedale, in una stanza solo per lei che dipende sempre dal nostro reparto. O meglio, c'è un nostro collega, ma se deve fare una toracentesi, togliere del liquido o per qualsiasi altro motivo, veniamo ancora noi. E' una stanza più comoda anche per suo figlio, perché può fermarsi a dormire".

"No, non voglio. Non voglio andarci", ripete monocorde mentre entra la primaria.

"Ciao, gli stavo giusto proponendo di spostarsi. Però non vuole..."

"Perché non vuole signor Battista?", fa lei. "Non possiamo più tenerla qui: avrebbe una stanza più confortevole tutta sua, dove possono fermarsi anche i suoi parenti e suo figlio..."

"... finché si sente meglio, finché il versamento si stabilizza almeno un po'...", proseguo io, accodandomi alle parole del boss.

"No: mi avevate detto di tornare per togliere l'acqua e che poi sarei andato a casa! E invece mi avete trattenuto anche se non volevo". E' ferito.

"Ma non può", fa lei, "perché ha l'ossigeno, le flebo, e se sta male suo figlio non può aiutarla..."

"C'è sempre qualcuno: 3 volte alla settimana viene la dottoressa (quella delle cure palliative) e una-due volte il mio dottore, e ancora..." Lascia intendere altro.

"Sì certo, lo sappiamo, può tornare in Pronto Soccorso con l'ambulanza", ci sovrapponiamo con le parole, "ma potrebbe stare male anche in ambulanza. Trattenersi qui è più sicuro sia per lei che per i suoi famigliari".

"No, non voglio". Geme sconsolato, seduto di traverso sul letto, a capo chino.

"Si fidi!", continua lei...

Scuote la testa.

Allora abbasso leggermente il capo ponendomi di fronte a lui, cercando di guardare dentro quegli occhi sfuggenti, e premo con la sinistra sul suo ginocchio.

"Mi ascolti: non voglio fingere perché so a cosa pensa e non voglio prenderla in giro. Lei conosce

51

bene la sua situazione, sa di cosa è malato e cosa succederà. Ed è per questo che non vogliamo obbligarla a fare quello che non vuole. Ma può dircelo: come vuole fare?"

Gli occhi sono sempre sfuggenti, anche se forse mi illudo che il contatto visivo sia diverso.

"Voglio chiudere gli occhi a casa...", si lascia scappare con voce flebile.

"Sì, lo capiamo..." (entrambi).

"Se fossi al suo posto, anch'io forse vorrei così", fa lei.

"Però è complicato, possiamo prendere un po' di tempo, vedere come va e dopo lasciarla andare a casa", aggiungo io.

"... chiudere gli occhi..." e altre parole imprecisate, fa lui.

"Va bene, allora diciamo così: sentiamo suo figlio e vediamo come fare. Quando passa?"

"Viene stasera, perché deve lavorare in campagna".

"D'accordo, ma forse è meglio se lo chiamiamo al telefono, per incontrarci, se possibile, a mezzogiorno..."

C'è confusione nello studio medici: i telefoni che squillano, i consulenti che danno pareri, i cervelli dei colleghi che fumano...

Mi suona il cellulare:

"Sono L. (la sorella veterinaria!): senti, riesci a venire a casa?"

"No, sono impegnato tutto il giorno e non ce la faccio proprio. Perché?"

"C'è Lucho che sta male!"

Si tratta del gatto alfa, un randagio rossiccio giunto all'uscio di casa nostra qualche mese fa, esile come una modella anoressica e per questo affamato come un lupo, addirittura famelico; grande compagno di baruffe di Dodo, il diavolo nero che ama il prosciutto!

"Sta morendo: ha la leucemia felina, l'emoglobina molto bassa e forse una emorragia interna..."

Dolore!

"Buona sera Battista, come va?" Spingo avanti le parole insieme al carrello dell'ecografo.

"Voglio controllare se il suo versamento pleurico è aumentato".

Annuisce.

Lo accendo e armeggio con le sonde: effettivamente è molto abbondante. Per questo è così affannato e con le labbra viola.

"Ce n'è parecchio: sarebbe meglio toglierne un po'. E' d'accordo a fare di nuovo la toracentesi?"

"Se vuole..."

"Poi starà meglio!"

Acconsente.

E così predispongo i materiali: il telino sterile, le garze, i guanti; e poi gli aghi, l'anestesia, il set.

Sterilizzo la cute, procedo con l'anestesia, infiggo l'ago. E dreno: una siringa dopo l'altra di un liquido siero-ematico bruniccio, quasi denso. Circa un litro e mezzo.

Per chiudere inietto un poco di cortisone, medico, incerotto: finito!

"Ne abbiamo tolto un bel po': adesso dovrebbe stare meglio!" In effetti il respiro sembra meno affannoso.

"Di solito ci vuole un po' prima di respirare meglio", fa con un filo di disappunto, "eppure avevo fatto l'ultima toracentesi solo pochi giorni fa: si è riformato quasi subito!"

"Non ci pensi. E comunque dovrebbe passare una notte migliore. E domani ci dirà cosa ha deciso di fare..."

Un addio

"Buongiorno Nicola: ho portato la lettera di dimissioni!" La camera affollata di parenti ti mette un po' di disagio... "Come va oggi? So che ieri ti hanno fatto visita molti specialisti..."

"Sì, c'era anche una dottoressa molto carina...", dice con un tenue sorriso.

"Eh già, anche l'occhio vuole la sua parte", ribatto.

E poi: "Ho scritto tutto, messo la cura e aggiunto degli integratori. Come hanno detto l'anestesista che cura il dolore, la nutrizionista e la dottoressa delle cure palliative".

"Quella è passata i giorni scorsi", fa la sorella, "ed ha detto che loro non avevano posto per questa settimana. Per questo andiamo all'Hospice dell'altra ASL".

"Me l'hanno detto. La psicologa invece l'ho chiamata per...". Sei un po' impacciato... "Vabbè, anche se magari non te la sentivi, almeno ha parlato con i tuoi famigliari..."

"Dottore, la pancia: forse si è un po' gonfiata..." Sembra quasi sviare il discorso.

"Sì, ma non molto. E poi se dovesse aumentare ti faranno una paracentesi anche in Hospice. Oppure, se vuoi, ti rivedo in Day Hospital".

"A volte", tento di riprendere il filo, "può servire parlare un po'. Mi hanno detto che pensavi... anche a... Lo capisco, è difficile, perché so che conosci la tua situazione..."

Perché forse anch'io, nei tuoi panni, vorrei che finisse in fretta.

"... ma forse anche adesso...", senti un nodo alla gola e le parole non vogliono uscire, "...un momento per stare... bene..."

Ti blocchi, senti gli occhi inumidirsi.

"Con i familiari. Recuperare un po' gli affetti..." Tenti di chiudere. "Può essere importante..."

Il viso è ormai scavato, e il corpo consunto. Ti è quasi coetaneo.

"Lascio qui la lettera. Fra poco arriverà l'ambulanza".

Poi con un l'animo immalinconito, come di fronte ad un luna park travolto dal tempo: "Adesso vado. Buona fortuna Nicola: e se hai bisogno, puoi sempre chiamarci..."

50 senza 51

Negli occhi giallo rubini un po' appannati, che forse anelano a spegnersi senza pensare, ti sembra che risuoni il suo: 'mi fido di Lei'. Ma non sai la risposta e ti disponi ad aspettare una scelta inespressa, in cui vedi svanita la speranza.

"Vado a casa... lì (in Hospice) non voglio andare. Ma... quando posso (devo) tornare?"

Intrappolato in pensieri che si preoccupano di evitare ogni dolore, ogni sofferenza inutile, volgi lo sguardo al rossetto di lei, a quegli altri occhi inquieti, supplici, che lasciano filtrare il disagio, la paura, la richiesta di aiuto.

Allora ti apparti con la collega per difendere la dignità di chi sta per essere afferrato dall'oblio - perché anche chi non ha più parola ha sempre diritto al rispetto: anziani, dementi, disabili, terminali, le facce esangui di un'unica umanità - e per trovare un senso al commiato di una vita.

"Va bene, ma ricordati di prendere quelle medicine". E a lei: "è morfina, ma le dosi sono basse e calmeranno il dolore, anche se potrebbero confonderlo di più..."

Senza dimenticare di soggiungere: "...ma lasciate passare 24 ore e poi fateci sapere. Perché se vuoi, se il dolore non passa, se non ti senti ancora bene possiamo ricoverarti di nuovo, oppure rivedere la cura..."

E ci sarà comunque uno di noi.

Chirone

"Dimmi Chirone, perché a volte resti così frastornato quando ti muore un paziente? No, non è perché pensi di aver sbagliato, ed anzi gli sei stato vicino, con rispetto, fino alla ultima soglia, ma nonostante tutto ti addolora".

... forse è solo questa giornata uggiosa...

Alcune cose non si vedono con gli occhi, ma solo col cuore: non è facile, ma se ci provi non sarai mai vecchio e stanco

Chiedimi se sono felice

"Il compito del chirurgo è di tagliare, niente prove d'appello! Uno entra, aggiusta e se ne va. In sala operatoria non c'è tempo per i sentimenti. Quando si hanno solo 30 secondi prima che uno muoia dissanguato, è meglio una mano ferma che un sorriso".
(Dal film 'Un medico, un uomo' di Randa Haines, 1991)

"Più cuore in quelle mani".
(San Camillo de Lellis, ad un confratello infermiere che assisteva un malato con competenza, ma in modo freddo e distante).

"Quien solo medicina sabe, ni aùn medicina sabe".
Chi conosce solo la medicina, non conosce la medicina.
(Josè de Letamendi, 1828-1897, medico e cattedratico spagnolo)

Ma tu, chiedimi se sono felice!

Soffi cardiaci (a San Valentino)

Rumori. Che si provocano per una vertigine del
  sangue,
  un moto vorticoso che fa vibrare le valvole e il
  cuore intero.
  A volte più intensi e accompagnati da un
  fremito,
  quando accosti la mano, superando il pudore,
  per palpare il petto.
  Musicali per l'orecchio, o come un canto di
  gabbiano, oppure aspri, perfino duri.

Nei giovani sono innocenti,
  come se il muscolo emettesse un sospiro
  adolescenziale,
  benigni come i primi amori.
  Nell'anziano sono rudi,
  segno di malattia come le tracce profonde della
  vita,
  frutto di indurimento delle valvole e di tutto il
  cuore.

Organici alla condizione e all'età, senza più
ideali.
E che succede se il cuore batte all'impazzata?
Sbuffa, soffia, come una locomotiva a vapore,
con la pressione che sale e le ruote che
accelerano...

Una stenosi aortica - calcifica - è una pena
profonda,
che nella difficoltà ti stringe come una morsa.
Un cuore che si tormenta con un rombo cupo,
che cresce,
spinge fuori il sangue, poi prende fiato, poi
risale di nuovo.
Un ritmo faticoso da tenere, che va fuori fase e a
volte fibrilla.
E la polmonare stenotica non è da meno,
anche se il destino vuole che sia più fortunata,
mai così grave.

Ma se sono le valvole atrio-ventricolari (la
mitrale! la tricuspide!)
che ti portano in sala motori - la sala da spinta
dei ventricoli -
ad essere difettose, insufficienti, a non tenere
più,

allora tutto torna indietro,
il sangue che dà vita ti rimbalza contro,
in un va e vieni infinito: olosistolico, quel
maledetto soffio!

Se ti va bene.
Già, perché se il danno è severo
ti frega anche la diastole: allora si che balli.
Ma puoi scegliere: puoi ballare solo all'inizio
- e la chiamano protodiastole... -
quando il sangue proprio non ce la fa ad andare
avanti,
ritorna a casa mogio mogio dall'arteria
polmonare o dall'aorta,
perché la guardia delle valvole è insufficiente
e pietosamente lo lascia rientrare.
E il sangue, quando si accuccia in punta al
ventricolo,
rulla come il vecchio pirata su una nave
fantasma: il rullio di Austin Flint.

Se invece è l'entrata attraverso la guardia
mitralica o tricuspidalica
ad essere serrata, stenotica, ti toccherà rullare
per tutta la diastole,
e peggio per te verso la fine, ché si contrae

anche l'atrio.

Anche se fuori tutto è magnifico
Non lo prenderò come un rimprovero
È possibile abbia sogni sbagliati
Un po' illusi al momento
Mi appartengono.

Acufeni & C.

Il tinnito e gli acufeni?

Ma certo, gli acufeni!

Rari (quasi mai) oggettivi, obiettivabili e conoscibili dall'altro, indotti per stimolazione acustica da una qualche misteriosa lesione che ti colpisce nell'orecchio o nei suoi pressi: 'endotici' o 'periotici' rispettivamente.

Più spesso - quasi sempre - soggettivi, tuoi, assolutamente personali.

Vibranti come un getto di vapore, un rombo di macchina, un fischio, un tintinnio metallico (un tinnitus appunto, di un diecino che cade). Mutevoli, persistenti o discontinui; lievi come un soffio che ascolti solo nel silenzio oppure così fastidiosi da non lasciarti dormire.

Ne puoi dire l'altezza o misurare l'intensità (dall'otorino, mettendoti le cuffie), ma non riesci a spiegarti perché.

Forse per la sovreccitazione delle cellule del Corti, irritate (poverine!) da un disordine circolatorio, da un'idrope endolinfatica, da una infezione o una intossicazione.

E allora curati che non siano l'effetto di un farmaco: un'aspirina, la chinidina o qualcos'altro...

Ma sàppilo, possono anche solo dirti di un problema di circolazione (per un'artrosi cervicale o un'insufficienza vertebro-basilare, sigh!): se sei 'agèe' e ti assalgono, inattesa avanguardia di una presbiacusia.

Comunque non illuderti, se non c'è otosclerosi non sarai mai un buon candidato, per il chirurgo!

Eppure non sono un'allucinazione: non una parola, una frase biascicata, una musica celestiale o un frastuono caotico. Piuttosto un bisbiglio...

A'l ranf!

Già, 'l ranf. Quai cos c'at pija a tradiment.
Al ranf l'è 'na sensasiùn n'tla testa - na vira
n'tla front, n'auta sora o dinta l'ùregia, quai
vira anca darè - c'al pasa nèn.

L'è nèn un dulùr, pitòst l'è 'na roba c'ambroia,
perché anca sa 'smija c'al pasa, al pasa mija del
tuc.

L'è propi parej - an 'ranf' c'al va e 'l vien: quai dì
'l senti, un'aut dì 'l senti nèn, e ti te crej che l'è

andà via. Ma dop'an pò 'l turna a fese sentì, e
romp propi i bali.

Venta dì anca che il dutùr sa nèn felo pasà: t'an-
teruga, a't ciama pe' savè se l'è a 'na manera o
l'auta, com'è 'gnì, te fa spiegà la so natura. Ma
l'è 'mbregà anca lù da stà roba, perchè l'è nèn
fort, ma l'è propi gramo.

Par di'la tuc'a, l'è mej ave'lo nèn.

Allucinazioni?

L'amico immaginario, la creazione raffinata e fantasiosa della tua immaginazione infantile: ma in fondo solo un gioco per portare fuori tutte le emozioni, le tensioni, le preoccupazioni, in un mondo algido che ti ferisce. La trasfigurazione di chi ti manca, di chi è assente, di chi è non-presente.

Come quando vuoi innamorarti di più per dimenticare la sensazione di sentirti solo, che qualche volta provi quando sei con lei, o con lui.

Di un bambino che troppo presto diventa grande, e vede svanire un'illusione consolatoria.

Ah, mie care vocine!!!

A proposito del Signor Alzheimer

"Ciao zia! Ma quanto tempo che non ci vediamo:
   come stai?"
   "Buongiorno signore. Come si chiama lei?"
   "Sono Luigi, tuo nipote: mi chiamavi Luigino.
   Ti ricordi di me?"
   "No signore, Ma è gentile a venirmi a trovare..."
Zia.

La medicina oggi promette di farci vivere fino a
   cent'anni, magari centocinquanta.
   O è una minaccia?

Mi piace fare i soliti vecchi errori: perché non
   dovrei?
   Sono i più cari amici di una vita
   e poi sai già come va a finire...

Come ha detto una volta Ronald Reagan,
   quando gli fu diagnosticato l'Alzheimer (ma
   forse la fonte non è del tutto attendibile...): "Si
   tratta di una malattia promettente, perché ogni
   giorno incontri un sacco di persone nuove!"

Amori senili

Ma ditemi,
  gli amori senili fanno male
  come quelli giovanili?

Eppure, gli amori giovanili
  hanno davanti una vita
  per dimenticare.

Gli amori senili, invece,
  hanno davanti l'Alzheimer,
  per dimenticare.

Tutto quello che voglio (al cinema)

Alessandro, ventidue anni, un trasteverino
  ignorante e turbolento.
  Un po' sbruffone.
  Ama bighellonare.
  Ama annoiarsi.
  Senza amare la vita.

Giorgio, ottantacinque anni, un poeta
  dimenticato.
  Svagato.
  Smarrito.
  Signorile.
  A tratti impertinente.
  Signor Alzheimer.

Vicini, ma invisibili.
  Lontani, ma capaci di ascoltare di nascosto.
  Nelle pieghe.
  Nelle rime scritte sui muri.
  Di nascosto a se stessi.
  O seduti su una panchina.

Alla ricerca di un tesoro.
  Occultato dagli americani.

Un partigiano.
  - E' la guerra! -
  Mentre il fronte saliva al nord.
  Mentre il fronte passava in Toscana

Alla ricerca di quello che vale.
  Bellezza.
  Memoria.
  Poesia.
  Memoria.

Nella società graffiata da un Alzheimer collettivo.
  Indifferente.
  Senza memoria.
  Protesa al futuro.
  Senza memoria.

"Guarda le piccole cose"
  - ha detto una volta Jim Morrison -
  "perché un giorno ti volterai
  e capirai che erano grandi".

Proctologia

"I tempi sono cambiati: oggi le persone leggono, si informano, vanno a cercare su Internet, e guardando un video su YouTube o partecipando ad una chat sulla proctologia si convincono di sapere tutto quello che c'è da sapere..." (è una citazione dalla rete, modificata)

Voci

"Era un ragazzo, elegante, istruito e molto solo. Mi raccontava che nei momenti più critici del suo malessere sentiva in effetti voci che, secondo altri, esistevano solo per lui. Tuttavia - mi disse - pur comprendendo che quel sintomo per qualcuno andava messo sotto controllo, nel suo caso non doveva essere estirpato, perché altri di sua conoscenza le voci li insultavano o spaventavano, mentre a lui dicevano solo cose gradevoli ed erano, soprattutto, la sua unica compagnia, Qualche mese dopo avermi raccontato tutto questo, venni a sapere che si era suicidato. Gli avevano tolto le uniche voci disposte a parlargli. La cura aveva fatto il suo effetto". (Tratto da Marina Perezagua, Yoro)

Ma tu, invece,
compi gesti di incredibile dolcezza
lasciando tutto il mondo fuori.

Farmaco

*"Farmaco è una sostanza che somministrata a
un topo genera una pubblicazione".*
(Anonimo)

No-Vax Pro-Vax

In tutta questa storia dei vaccini non si riesce a trovare un filo di buon senso. E' ovviamente molto stupido rinunciare alla arma migliore, ad oggi, per contrastare le malattie infettive in oggetto. Ma è altrettanto stupido - a mio esclusivo avviso - e privo di attitudine medica usare un tono arrogante e l'imposizione della (mia) verità, che deriva dalla (mia) conoscenza scientifica. Chi dimentica che la conoscenza scientifica è, come tutte le conoscenze umane, fallace e soggetta a ripensamenti, in fondo fa un torto alla propria intelligenza ed ai limiti della ragione umana. E d'altro canto io non posso pensare di avere nelle mani tutto lo scibile umano, ma devo affidarmi a chi è esperto e ad un sapere che si trasferisce dall'uno all'altro, e purtroppo nei passaggi si possono insidiare errori. Ma tant'è...

Ma non è questo il punto che mi colpisce. Piuttosto il fatto che manca in chi è pro-vax la capacità di accogliere la posizione dell'altro: ovvero di accettare che l'altro abbia una posizione diversa dalla mia, che io posso reputare ragionevolmente sbagliata, tenendo però conto dei vissuti e della sofferenza dell'altro. Cito Bonhoeffer: "Un maestro chiede a un bambino dinanzi a tutta la classe se è vero che suo padre spesso torni a casa ubriaco. È vero, ma il bambino nega [...]. Nel rispondere negativamente alla domanda del maestro, egli dice effettivamente il falso, ma in pari tempo esprime una verità, cioè che la famiglia è un'istituzione sui generis nella quale il maestro non ha diritto di immischiarsi. Si può dire che la risposta del bambino è una bugia, ma è una bugia che contiene più verità, ossia che è più conforme alla verità che non una risposta in cui egli avesse ammesso davanti a tutta la classe la debolezza paterna".

Non voglio fare filosofia, ma l'incapacità di accettare una posizione contraria alla propria contraddice il senso profondo dell'essere medico, perché ogni medico è portatore di opinioni e valori acquisiti durante la formazione universitaria e successiva, ma questi devono essere necessariamente mediati dalla sensibilità. Se manca questa sensibilità, questa capacità di intercettare, quello è a mio avviso un medico poco efficace (non voglio dire di più).

La imposizione per legge può essere allora una scelta politica anche condivisibile, perché fa perno su dati scientifici acquisiti, ma di fronte a due forme di avvicinamento medico, l'imposizione di una cura per legge e la persuasione - che tiene conto dei dubbi di chi ci sta di fronte e cerca di capirli e di attenuarli senza premettere che la posizione giusta in partenza è solo la nostra, e cerca di persuadere poi con parole adatte all'uditore e non con formule mediche - la mia preferenza va alla seconda.

Perché continuare a credere che sia necessaria l'imposizione per legge e non un'opera di informazione sanitaria corretta, sia pubblica sia personale, prolunga in ultima istanza l'idea di una minorità civile, contro cui siamo sempre pronti a scagliarci portando ad esempio i soliti paesi nordici. Perché scegliere tra due beni il minore?

*****

E allora forse abbiamo bisogno di nuove parole, di nuove anime. Per questo non parlerò di medicina...

"In principio non c'era niente, solo la Lorenziana, la Giacoma, la Laura e un pozzo. Poi aprirono un dispensario e arrivò la Giovanna (…)

Arrivarono alla fine degli anni Sessanta per aprire un dispensario, distribuivano medicine contro la malaria medicavano le ferite, facevano assistenza e hanno fatto miracoli (…)

L'ospedale fu accolto con sospetto, pochissime venivano a partorire, non ci conoscevano e avevano paura. I malati andavano dallo stregone del villaggio e arrivavano qui solo quando erano ormai moribondi. i primi veri clienti erano i feriti dai colpi di lancia, ce li portavano dopo ogni razzia (…)

I bambini morivano di morbillo e tetano, di diarrea, malaria e addirittura di gastroenterite. Il dottor Gigi si rese conto che non poteva stare ad aspettarli dentro quel piccolo ospedale di cui era così orgoglioso. Doveva andare lui da loro, il contrario non sarebbe accaduto: non facevano toccare un bambino a questo mosungo, a questo uomo bianco sconosciuto. Così, ogni pomeriggio cominciò ad andare in giro con tre ragazzi africani a cui aveva insegnato a riconoscere malaria, morbillo e tetano. Furono il nucleo dei ragazzi che vaccineranno tutti i villaggi. E, come in ogni cosa, funzionarono l'esempio, il passaparola e l'evidenza: i bimbi vaccinati non si ammalavano. Così la sfiducia iniziò a svanire' (…)

I vaccinatori in bicicletta esistono ancora, stanno pesando i bambini su una bilancia appesa ad un grande ramo. I bambini sono tantissimi, la maggioranza del villaggio, e stanno tutti all'ombra di un albero immenso. Sono seduti per terra, alcuni aspettano di essere visitati, altri vogliono sentire i racconti dei medici, i più grandi sanno che alla fine, come ogni mese, ci sarà uno spettacolo; i più piccoli sono lì perché ce li hanno messi i fratelli e le sorelle maggiori, che fino a un attimo prima se li portavano sulle spalle, L'immagine è la stessa che Gigi e Mirella appuntarono sul loro diario mercoledì 28 aprile 1976: 'Abbiamo avuto modo di vedere la squadra di vaccinatori all'opera, sotto un albero sferzato dal vento, con attorno una folla di bambini con le mamme, che pazientemente attendevano il proprio turno, Apparentemente tutto sembrava molto caotico, ma tutti i ragazzi lavoravano con pazienza e alto impegno professionale' (…)

I medici, insieme agli operatori sanitari con le bici, vengono al villaggio una volta al mese, montano una tenda dentro la quale controllano le mamme incinte, fanno le vaccinazioni, il test della malnutrizione, visitano i malati e decidono che ha bisogno di un passaggio per l'ospedale…"

(tratto da Mario Calabresi, Non temete per noi, la nostra vita sarà meravigliosa)

Credo nella dolcezza che tocca il cuore,
quella non mi stanca mai.
Credo nelle coccole al momento giusto,
quando tutto sembra andare storto.
E credo nella potenza di un abbraccio.

Voglio essere come Checco Zalone

"Ma senti, tu lo sai sicuramente", faccio sornione seguendo un'idea, "a chi va in pensione cosa danno: la medaglia o una pergamena?"

"Tze, nulla ...", sorride sghembo: "cosa vuoi che diano: tutt'al più un calcio in ..."

"Tutte queste giovani maestrine", ha detto una volta mio padre, maestro elementare ormai prossimo al ritiro dal lavoro, "ti fanno sentire una scarpa vecchia: credono - saputelle - che essere giovani e fresche di studi sia la dimostrazione di una loro (presunta) maggior capacità, perché usano la teoria degli insiemi e seguono nuovi metodi di insegnamento... e ti considerano superato: non vedono l'ora che tu vada in pensione, e lasci loro il campo libero!"

... ma non sanno...

Altospendenti!
Come i nuovi farmaci delle grandi aziende biotecnologiche. Quelli ganzi (ché li vorrebbero tutti) spinti per le malattie più difficili, immuno-mediate

o insidiose per trasmissione virale; oppure quelli della ricerca oncologica, quasi che la patente di malato più meritevole di cure fosse valida solo in certi casi; od ancora quelli per il trombo(embo)lismo, dal battage asfissiante.

Ma in realtà diversi da questi farmaci - perché onusti di esperienza dopo averne viste tante sono più resistenti ai cambiamenti, poco malleabili, infidi, incollati al posto fisso - eppure dispendiosi, costosi perché hanno stivato incarichi e posizioni, hanno accumulato scatti di anzianità.

Ah, se invece degli scatti ci fosse una soglia e dopo un tot d'anni - zac! - si potesse genericarli proprio come i farmaci brand, abbassandone il prezzo: chissà come sarebbero contenti i politici che passano in rassegna i piani aziendali e i manager tagliateste che ne devono rispondere.

"Ah, se si potesse esodarli a zero spese..."

"Pochi mesi, e poi forse riesco ad acchiapparla quella finestra maledetta, che continuano a spostarla avanti. Ancora pochi mesi e poi se ne accorgono, non mi faccio più vedere e faccio finalmente quello che mi pare.

Un viaggio... leggo tutto quello che non ho potuto leggere prima... mi dedico alla famiglia (sempre ché i figli già grandi non se ne siano già andati per la loro strada...), al mio/alla mia compagna..."

Salvo che dopo una vita di lavoro in cui ci si incontrava poco, ti rendi conto che siete diventati un po' estranei, e il ritrovarti a vivere tante ore in più insieme ad una simpatica controparte un po' rompi porta ad incandescenza rapporti magari prima sopiti.

"Pochi mesi e poi chissà, cosa farò?"

Tutta una vita a lavorare e a schivare denunce, a volare basso e sognare in grande, ad accumulare come una formichina per proteggere il futuro, che però arriva sempre più tardi...

93-94-95-96-97: la combinazione vincente!

63-64-65-66-67: te la spostano sempre più in là, sta maledetta pensione!

... e tu incominci a sentire il carico delle primavere, la schiena scricchiolare, la grande bellezza sfiorire, e ti attacchi al 27: "dai, ancora uno".

Uno dopo l'altro.

Pochi mesi. Sono passati pochi mesi e sei libero.

Ma qualche volta ti svegli al mattino e pensi ancora di dover andare a lavorare, ché sei già in ritardo. E guardi tua moglie struccata... E guardi tuo marito con la pancia cascante... un po' fantozziani.

E dopo che hai fatto il gran viaggio, dopo che hai letto tutti i libri, scritto tutte le tue memorie, costruito tutti i mobili di casa ti manca quel lavoro maledetto, ti mancano i colleghi, ti mancano i muri, gli odori, perfino la puzza delle corsie e delle padelle piene.

E cerchi nuovi interessi: la politica, l'associazionismo, il volontariato, il bricolage, la libera professione. Qualcosa che riempia un vuoto.

Un vuoto che ti porta via, che qualche volta ti fa sentire esodato dalla vita, dimenticato.

Anna, Marilia, Alfio, Gianni. E poi, allargando la cerchia: Carlino, Renè, Eugenio, Orazio, Riccardo, Pino, Gianni, Giacinto, ... e ancora: Isa, Bruno, Sebastiano, Riccardo, Edoardo, Carlìn, Michele, Piergiorgio, Ester, Tullio, Walter, Vincenzina... aggiungete pure liberamente chi non ho citato, per dimenticanza o perché più distanti, ma sempre limitrofi.

Ed ho elencato solo i colleghi, ma ci sono anche quelli che ci hanno aiutato, assistito, fatto compagnia durante il giorno o nelle notti di guardia: la Claudia, la Giovanna, la Grazia, la Marzia, l'Anita, l'Ermanno, il Beppe, la Maria e tanti altri. Impossibile dire di tutti!

Eppure tutti, anche chi occupava posizioni più umili o era solo in seconda fila, ha avuto la sua parte, il suo ruolo, ha dato e vissuto in una ruota che gira...

Allora ti lasci prendere da un'idea malinconica come una saudade.

"Un gesto".

Perché quando si finisce non finisca tutto, e venga tributato un applauso.

Non un riconoscimento economico: no, non quello - il TFR fa parte della storia lavorativa - piuttosto un gesto di rispetto.

Per chi ha dato una vita intera. Magari ci stava un po' sulle scatole, od era un po' lavativo, un piantarogne, o anche solo poco appariscente. Ma con la sua vicenda professionale, umana, con i suoi alti e bassi ha fatto marciare l'azienda, ha marciato con l'azienda.

Inchiodato al posto fisso come Checco?

Forse. Ma anche se fosse così, almeno tributiamogli l'onore delle armi, l'aver resistito a tutto.

Seguendo l'idea...

Una medaglia, una pergamena?

Forse, ma penso anche a cose più semplici, ad un riconoscimento simbolico: ad esempio un registro di chi è passato: data d'inizio - data di cessazione.

Certo ci sono i libri amministrativi, ma la memoria è un'altra cosa: pensate ai quadri dei predecessori che hanno dato lustro all'ospedale, esposti lungo il corridoi dell'aula magna.

Oppure un saluto collettivo a chi ha raggiunto il traguardo: magari riuniti, per togliere un poco l'imbarazzo ed il magone... certo gli ordini professionali e i colleghi lo fanno già, ma non l'azienda nutrice e matrigna, quasi che in quel passaggio tu tornassi cenere. Sobrio, senza fronzoli, senza catering (non avrebbe senso aggiungere costi inutili), semplicemente un grazie e un applauso.

Od ancora, l'invito ad un corso, ad un aggiornamento, ad una seduta in aula magna, e il saluto di tutti, il rispetto.

D'accordo, molti forse per imbarazzo, pudore, stanchezza, vicissitudini della vita - qualcuno non è più - magari anche risentimento, non sarebbero della parte. Ma non importa. Perché celebrare la persona salda l'appartenenza, tiene vivo il ricordo, traccia il percorso.

Ed è una bussola quando il mondo sbanda.

Ma sono solo un illuso.

No, non conosco Ahmad

No, non conosco Ahmad.

Ma conosco i medici che lo sostengono, il loro valore e i loro valori, li stimo e ne ho fiducia.

E ammiro il loro impegno in suo favore, e volendo bene a loro voglio bene anche a lui.

Semplice.

Anche perché ricordo bene quand'ero studente (erano gli anni '80) e avverto ancora la tristezza e l'inquietudine di quegli amici, anch'essi studenti - iraniani, irakeni, palestinesi inviati da famiglie benestanti sì, ma dolorosamente lontane - ad apprendere la scienza occidentale e l'arte medica per poi trasporla in patria.

Colti all'improvviso da sommosse e guerre (non so dire se giuste ma certo brutali) - la rivoluzione khomeinista, la guerra Irak-Iran, i mai sopiti conflitti israelo-palestinesi - che tolsero loro ogni possibilità di riabbracciare i propri cari.

Scardinati, scorticati, costretti a studiare e a vivere sospesi in esilio la morte di un padre, una madre, un fratello per guerra, malattia o infarto, preclusi al ritorno,

Guerre così cattive da riuscire a scavare anche tra di loro una amara diffidenza, che cercavo di alleviare con una malinconica intima vicinanza.

No, non conosco Ahmad, e non so nulla delle accuse che gli vengono mosse, reali o fittizie che siano.

Ma so di quello che ti spinge a fare il medico, che ti chiede di essere migliore non per te ma per gli altri.

E quindi sto con lui e con i colleghi che lo difendono.

Perché coloro che hanno creduto
e sono emigrati e hanno combattuto
sulla via di Dio (Allah)
mettendo a disposizione i propri beni
e rischiando la loro vita
sono di un grado più alti agli occhi del Signore:
a loro è arriso il successo supremo.
Dio (Allah) annuncia loro
misericordia e considerazione
e promette i giardini dove godranno un piacere
eterno e dove rimarranno per sempre;
in realtà presso Dio (Allah)
c'è una ricompensa che non avrà mai fine.
(Corano IX, 20-21)

Esperenziale
(a lezione di counseling sanitario)

Avanzo misurando i passi, grevi e insieme leggeri, attento a non incespicare su quelle pietre rossic-
ce: alcune aguzze, altre levigate, sconnesse e dalle
forme più varie, appoggiate su un tappeto di pie-
trisco. Come in molte traversate montane, sotto un
cielo non terso ma fino.

A sinistra il terreno si eleva rapido formando il
piede dei monti che seguono la valle. Dall'aspetto
lievemente offuscato, con una tinta che tende
all'indaco.

A destra il ciglio, più largo, piano e coperto di
erica, erba, muschi e licheni, che formano un tes-
suto cisposo e pungente dai colori mischiati, rossi-
verdi-gialli-ocra: declina leggermente, prima di
raggiungere l'altro lato della valle.

Ad un tratto lo spazio si confonde ed i monti a sinistra convergono davanti chiudendo la valle, che
diventa radura, con l'erba più folta e verdeggiante.

A terra un ceppo, o piuttosto un tronco - sarà
mezzo metro o poco più - di sbieco solleva il capo.
Un bel tronco dal colore del sughero bagnato, o

meglio umido, e l'odore pregno della segatura: ce n'è un po', sparsa a terra...

"Dì qualcosa al tronco", dice la voce guida.

"Ma cosa vuoi che gli dica, ad un tronco?", penso tra me e me ad occhi chiusi.

"Adesso pensa di essere il tronco", continua la voce.

"Vabbè. Oh, come sono basso, appena sopra il terreno, con l'erba che mi arriva agli occhi. Non riesco a vedere bene..."

"E adesso, lì vicino, immagina una capanna, e poi un torrente...", fa ancora la voce guida.

"Toh, non l'avevo vista prima: guarda che bella capanna. Ma, un momento, non è una capanna: piuttosto una baracca di montagna, di tronchi di legno cortecciosi, dal tetto spiovente". Non c'è nessuno in giro.

E di lato, digradante, il terreno s'affossa formando un torrente dalle volute placide e dall'acqua limpida, che riflette il colore delle nuvole in cielo e delle pietre che dalla sponda si portano nel suo greto.

Un senso di pace montana, con tenui echi lontani.

"Adesso immagina che il tronco, la capanna e il ruscello si parlino", prosegue la voce.

Ok, in fondo è un gioco.

Comincia la capanna: "Vieni qui bel tronco, torna nella legnaia insieme agli altri ceppi, proprio di fianco a me, ché lì ti bagni. E' umido!"

"No, capanna. Resto qui ancora un poco al fresco: si sta bene fuori dal coro", ribatte il tronco.

"'Stai attento, che lì c'è il torrente, e ti porta via!"

"No, no, mi piace qui fuori".

"Vieni con me", fa il torrente, poco più di un rigagnolo che scivola dolce tra le rocce e l'erba. "Vieni, seguimi, facciamo un po' di strada insieme, andiamo fino al fiume più oltre..."

Mi viene da sorridere.

"E adesso, saluta il ceppo, la capanna, il torrente!", comanda la voce.

Va bene: "Buongiorno ceppo, capanna, torrente. O meglio: Ciao ceppo, ciao capanna, ciao torrente. Vi saluto, devo andare. E' stato bello stare qui con voi, ma ora devo proseguire il mio cammino. Eppure so che vi porterò con me".

"Apri gli occhi!"

'A medicina è n'ata cosa

> *"A Medicina vera è n'ata cosa,*
> *c'insegna ch'è 'na persona ogni Uomo,*
> *fatto a petali sì... comme a 'na rosa*
> *ma si se sfronna, po'... perde 'o profumo".*
> (Cecco Gambizzato)

Sanremo, sanvalentino, sanità, sangria: non si
capisce più nulla ...

E fuori un mondo che gira attorno

Tanto peggio

Lasciate entrare il cane coperto di fango
  Tanto peggio per coloro che non amano né il
    cane né il fango
  Lasciate entrare il cane completamente sporco
    di fango
  Tanto peggio per coloro che non amano il fango
  Che non capiscono
  Che non conoscono il cane
  Che non conoscono il fango
  Lasciate entrare il cane
  E che si scrolli
  Si può lavare il cane
  Si può lavare il fango
  E l'acqua pure la si può lavare
  Non si possono lavare solo coloro
  Coloro che dicono che amano i cani
  A patto che...
  Il cane coperto di fango è pulito
  Il fango è pulito
  Anche l'acqua è pulita talvolta
  Coloro che dicono a patto che...

Quelli non sono puliti
Assolutamente no.

(Jacques Prevert)

Loro

Affrontano dune che scivolano turbinose nel
   vento: hanno raccattato l'anima e lasciato alle
   spalle quelli che amano - i vivi e i morti insieme
- in fuga da una fame che li consuma,
   da una guerra che li brutalizza, da una
   disperazione che corrode.
   E quando sono all'imbarco si calano insieme ad
   altri 900 in una stiva omicida,
   che li uccide con il loro sogno di libertà.
   Un sogno che nessun orecchio sordo, nessuna
   mente ottusa
   dei mentecatti della politica e di un
   dimenticabile Mr. President sentirà mai.
   Libera nos a malo?
   Ora, forse, liberi.

Mentre lei calpesta una pista bruciata dal sole, in
   cerca di un riscatto.
   Davvero sola.
   Ma forse meno sola di quando era avvolta dalle
   voci di quelli-che-non-ci-sono.
   Semplicemente sola, come una zattera alla

deriva, sfidando la propria storia di lasciate e
prese. Illudendosi di librare l'anima come
quell'aquila lontana, regina delle creste.
Selvaggia.
Randagia.
Ma alla fine invitta.
Sheryl, nella finzione di un cinema d'essai che ti
insidia in profondità.

E intanto scrivi poster che forse nessuno leggerà
mai, su sentieri inconsueti dai confini incerti,
lontano dai gratificanti effimeri applausi
congressuali.
Ma non importa, perché cerchi
sempre nuove risposte alle domande di un
diverso sapere.
Folle.
Perché la follia è una dolce benedizione della
ragione.

Orizzonti

C'è gente che va avanti e indietro
attraverso le porte dove i due mondi si toccano.
(Mevlana Jalaluddin Rumi)

Silenzio

"Gli abitatori del deserto sono piuttosto
silenziosi.
Si direbbe che non hanno il deserto solo negli
occhi, ma anche nel cuore.
Quando si parla poco, quel che si dice
suona più importante ...
... poiché hanno molto da dire, si raccolgono nel
silenzio"
(Pablo D'Ors)

Già, il silenzio.

Perché la parola non può fare a meno del silenzio: per ascoltare bisogna tacere, perché nulla come l'ascolto, il vero ascolto, ci può far comprendere la intima connessione tra il silenzio e la parola, i mille modi in cui il silenzio e le parole si intrecciano.

Solo nel silenzio si possono ascoltare voci segrete, voci che giungono da un altrove misterioso, voci dell'anima che sgorgano dalla più profonda interiorità: un dire molto lontano dal linguaggio dichiarativo, definitorio, della medicina e dalla presunzione di dire il senso della nostra esistenza.

Randagi

Prendo a prestito da una amica di Facebook: *"Funziona così per i randagi: cercano dissennatamente qualcuno che si prenda cura di loro, che possa garantire loro protezione, calore, affetto; lo cercano finché sono cuccioli, finché sentono di non poter provvedere a se stessi. Ma col tempo, se lasciati nella loro condizione di raminghi, non possono che abituarvisi e imparare a misurarsi con delle risorse che ignoravano di possedere. Per questo è sconsigliato avvicinarsi a un randagio adulto senza averne testato prima le intenzioni: è raro che un randagio adulto sia disposto a barattare con un po' di comfort la propria libertà. Esiste un tempo per ogni cosa, anche per addomesticare un randagio; se si lascia che si innamori della propria solitudine, sarà meglio girare a largo"* (Flavia Comenale Pinto Raskolnikova).

Mi piace alla lettera e in senso metaforico.

La tigre

E' fuggita dallo zoo!

"Stai attenta tigre:
ci sono mille belve
là fuori".

Non conoscevo Caproni

Non conoscevo Caproni, lo ammetto
e chiedo umilmente venia.
Ma posso sempre rimediare.
Ed imparare.
E celebrare un poeta mite.
Perché il poeta questo t'insegna,
ad andare avanti
struggendoti.

Perché restare

Chi sia stato il primo, non
è certo. Lo seguì un secondo. Un terzo.
Poi, uno dopo l'altro, tutti han preso la stessa
via.
Ora non c'è più nessuno.
La mia
casa è la sola
abitata.
Son vecchio
Che cosa mi trattengo a fare,

quassù, dove tra breve forse
nemmeno ci sarò più io
a farmi compagnia?
Meglio – lo so – è ch'io bada
prima che me ne vada anch'io.
Eppure, non mi risolvo. Resto.
Mi lega l'erba. Il bosco.
Il fiume. Anche se il fiume è appena
un rumore ed un fresco
dietro le foglie.
La sera
siedo su questo sasso, e aspetto.
Aspetto non so che cosa, ma aspetto.
Il sonno. La morte direi, se anch'essa
da un pezzo – già non se ne fosse andata
da questi luoghi.
Aspetto
e ascolto.
(L'acqua,
da quanti milioni d'anni, l'acqua,
ha questo suo stesso suono
sulle sue pietre?)
Mi sento
perso nel tempo.
Fuori
del tempo, forse.

Ma sono
con me stesso. Non voglio
lasciare me stesso uscire
da me stesso come,
dal sotterraneo
il grillotalpa in cerca
d'altro buio.
Il trifoglio
della città è troppo
fitto. Io son già cieco.
Ma qui vedo. Parlo.
Qui dialogo. Io
qui mi rispondo e ho il mio
interlocutore. Non voglio
murarlo nel silenzio sordo
d'un frastuono senz'ombra
d'anima. Di parole
senza più anima.

(Giorgio Caproni)

Brexit !

Agh!

A-ghiacciante!

Gli analisti politici ed economici e gli esperti di tradizioni culturali, di scienze sociali e di ogni altro sapere dello scibile umano si industriano a studiare quali saranno i catastrofici effetti della Brexit. E i cronisti RAI riportano fedelmente il responso delle loro capacità divinatorie.

La restrizione dello spazio comunitario ostacolerà gli scambi umani e di merci, e già salgono le tariffe dei voli low cost per noi miseri continentali... Ma anche loro - gli isolani amanti del Bardo - dovranno sottostare a nuovi dazi, e non potranno più comprare a buon prezzo i nostri prodotti.

L'ha detto il TG: niente più pomodori continentali sulle mense dei sudditi di Sua Maestà!

Addio vermigli pomodorini al Piennolo del Vesuvio dal sapore intenso e vivace, dolce-acidulo come le maliziose campane. Lasciate a noi i pomodorini di Pachino, sani e ricchi di proprietà benefiche come occhi furbi delle giovinette del Sud, e i carnosi pelati di San Marzano, succosi come prosperosi seni maturi felliniani.

E addio anche al Faino della piana di Licata, allungato col pizzetto, ideale per le salse, e ai ciliegini di Sicilia, perfetti per le coreografie gastronomiche, come invitanti sguardi di bellezze mediterranee.

Per voi non più canestrini di Lucca, ciliegini del Valdarno, costoluti fiorentini; non più saporitissimi cuore di bue di Albenga, precoci pomodori Marmande, scatoloni di Bolsena, tondi pomodori veneti del Cavallino nelle vostre insipide insalate; non più piemontesi costoluti di Cambiano e di Chivasso, molto gustosi acerbi e adatti a divenir conserve...

Ben vi stà, perfidi figli di Albione, costretti a rispettare l'adagio 'niente sesso, siamo inglesi'. Ben vi sta, disertori, stracciatevi le vesti.

Pagate cara la vostra scelta, e i nostri pomodori!

Grazie, s-s-sublimi esperti delle cose del mondo!

Grazie impareggiab-b-bili reporter della Rai!

(Come faremmo senza di voi?)

Brexit.2

Brexit: dopotutto domani è un altro giorno...

Ma certamente se la decisione di chi comanda è quella di punire chi esce fuori dall'Euro(pa) perché sia d'esempio agli altri e non quella di suscitare nuove speranze e la voglia di restarci, allora l'idea stessa di Europa è finita .

Se non posso cambiare il mondo
posso sempre cambiare gli occhi con cui guardo
il mondo.

Sara smiles

"Non so se esiste, ma io a Babbo Natale ci credo!"

Un sorriso, una battuta, mi viene voglia di ribattere con qualcosa di scherzoso, ma poi...

"No, alla Befana no - le streghe non mi piacciono - ma a Babbo Natale sì: al Polo Nord chissà, magari c'è..."

... e penso: "Hai ragione, crediamo ad un sacco di cose, vogliamo crederci a tutti i costi, perché ne va della nostra vita, del nostro modo di essere..."

All'illusione del successo, alle infinite possibilità della medicina, allo splendore della conoscenza scientifica, alle invincibili sorti del progresso, al sole rosso dell'avvenire, alla divina provvidenza...

Poi, puff! un tumore, un terremoto, lo schianto di un'auto e tutto questo non c'è più, crollato!

Un inganno benevolo che si crogiola nel benessere, oppure il desiderio di lasciare un'impronta su questa terra o, in altre situazioni, il sentimento di chi si affida ad una carretta del mare, ad un guru politico oppure ancora vende corpo e anima sognando un futuro migliore.

E senti che quella dolce illusione è vera, se ti permette di vivere.

E i pazzi siete voi!

Buongiorno...

"Buongiorno, Le comunico che l'estrazione del premio avverrà la settimana prossima... ma ho anche il grande piacere di offrirLe un bellissimo regalo, una cassetta di vini di pregio".

"Mi spiace, sono astemio!"

"Oh, beh! Ma c'è anche l'opportunità di una confezione di gastronomia, con 6 bottiglie di vino di qualità, e pagherà solo dopo aver ricevuto il dono!"

"La ringrazio, ma non voglio in questo momento aderire all'offerta..., non mi va di fare acquisti in questo modo: mi piace toccare gli oggetti, vederli da vicino, cercarli in giro..."

"Ma se vuole, se il regalo non le piace, dopo che lo ha ricevuto può sempre rifiutare e decidere di non pagare".

"No la ringrazio, è gentile, ma non mi va".

"Ed in più può anche usufruire della possibilità di un viaggio per due persone, che potrà effettuare dove vuole, solo 99 euro... è un offerta molto conveniente!"

"La ringrazio ancora, ma non credo che mi interessi".

"Perché non vuole? Io sono qui per convincerla..."

"E' gentile: e allora senta, perché non prende Lei il premio e così si fa il viaggio? Così va anche in ferie: alla mia salute.."

A volte è spassoso scherzare anche con gli importuni…

Mare quando arrivi?

L'acqua avvolge la pelle
   specchiandosi nella mente,
   che avverte la sensazione del mare intorno,
   e vede l'acqua sopra e sotto,
   mentre il capo si flette in una ipnotica danza:
   ora immergendosi ora affiorando con un lieve
   affanno del respiro,
   lasciando alle labbra il piacere
   di assaporare il gusto di sale
   - oppure di cloro in quel mare piccolo che è una
   piscina.

E alle nari il frizzante sfrigolio di mille bollicine
   d'aria...
   Profumo che si mischia di salsedine e d'aria
   a riempire i polmoni.

Mare, quando arrivi.

Aforismi di libertà, amore, fantasia, follia

1. *Freedom is a state of mind. An insane mind, of course.*

2. *Sovrappensiero: uno spazio infinito e ammaliante da cui qualche volta scendere per lasciare un pensiero e una emozione allontanarsi nel tempo, conservando il ricordo dolce e amaro intrecciato insieme.*

3. *Mi rifiuto di mostrare il lato nero della vita, non amo la bruttezza, mi fa male fisicamente... ma la piccola malinconia, la commozione sono valori minori che mi toccano più di ogni altra cosa.* (Robert Doisneau)

4. *Ci hanno fregato da piccoli quando ci hanno insegnato a colorare dentro i margini.* (Oscar di Montigny)

5. *Il vero valore di un essere umano è determinato principalmente dalla misura e dal senso in cui egli ha raggiunto la liberazione dal sé.* (Albert Einstein)

6. Resto dell'idea che posso sempre cambiarla. (Fonte: dalla rete)

7. Nessuno mi pettina bene come il vento. (Alda Merini)

8. Non esiste nessuno più difficile di chi sa stare solo. Ha imparato a fare la cosa che fa più paura del mondo. Quindi non sarà mai disposto a barattare la sua solitudine con rapporti di circostanza, né con persone che cercano compagnia solo perché hanno paura del vuoto. (Paola Felice)

9. Extrasistoli: impercettibili sommovimenti del cuore.

10. Si guarisce da qualcosa, ammalandosi di altro. (Dedicato all'amico e collega Marcello Ronco, autore del quadro *'Insonnia'*)

11. Certo che ti farò del male. Certo che me ne farai. Certo che ce ne faremo. Ma questa è la condizione stessa dell'esistenza. Farsi primavera, significa accettare il rischio dell'inverno. Farsi presenza, significa accettare il rischio dell'assenza. (Antoine de Saint Exupéry)

12. Si può andare in paradiso anche prima di morire. (Charles Bukowski)

13. Amare intensamente / anche se fosse breve / anche se è solo un attimo / perché forse è proprio questo / perché siamo polvere del tempo.

14. Che cos'è il perdono? I Sufi rispondono: E' quella fragranza che i fiori emanano dopo essere stati calpestati.

15. *Se vuoi fare un passo in avanti devi perdere l'equilibrio per un attimo.* (Massimo Gramellini)

16. *Quando vedo le iniziali degli innamorati incise sul tronco di un albero non penso mai che sia una cosa dolce, mi stupisco piuttosto che così tanta gente si porti un coltellino ad un appuntamento con la fidanzata.* (Fonte: dalla rete).

17. L'attenzione è una pazienza vissuta che si lascia sorprendere, mai assuefatta dall'abitudine. Un silenzio che è tensione verso la meraviglia.

18. Inside every patient there's a poet trying to get out ... / My ideal doctor would 'read' my poetry. (Anatole Broyard)

19. Anche il mare dal colore più intenso riflette l'azzurro del cielo che lo sovrasta.

20. Parole intraducibili: 'Duende' (spagnolo), il misterioso potere di un'opera d'arte di colpire nel profondo una persona. (Fonte: dalla rete)

21. E' vero, siamo dei Guardiani, di eventi, storie, attimi fuggenti a volte così intensi e profondi da lasciare dei solchi nelle nostre anime. (Fonte: dal blog Nottidiguardia)

22. Il punto è che per diventare medici, dobbiamo curare il paziente oltre che la malattia. Dobbiamo tuffarci nelle persone, navigare nel mare dell'umanità, Truman. (Patch Adams)

23. Tutto quello che posso fare è essere me stesso. Chiunque io sia. (Bob Dylan)

24. L'universo è mutamento: la nostra vita è come la creano i nostri pensieri. (Marco Aurelio)

25. *Ah, che bello correre: l'aria fresca, il sole che brucia, il sudore sulla pelle, le gambe stanche, la maschera d'ossigeno, l'ambulanza.* (Fonte: dalla rete)

26. *IO odio: io odio svegliarmi dai sogni!*

27. *No, non scappo: tutt'al più mi volano via i pensieri.*

28. *Siamo adulti. Quando è successo? E soprattutto come si torna indietro?* (Meredith Grey, della serie 'Grey's Anatomy')

29. *Suvvia, un po' di scemitudine non può far male!!!*

30. *Nacqui bello: poi non so cosa è successo...*

31. *Non sarai mai solo con la schizofrenia (forse).*

32. *E' incredibile come aumentino le possibilità di fare figure di merda quando sei vicino alla persona che ti piace.* (Fonte: dalla rete)

*33. Tutto è relativo. Prendi un ultracente-
nario che rompe uno specchio: sarà ben lieto di
sapere che ha ancora sette anni di disgrazie.*
(Albert Einstein)

*34. Oggi sono entrato in un bar e ho chiesto
un caffè normale. Il barista ha fatto il giro del
bancone e mi ha abbracciato commosso* (Fonte:
dalla pagina Facebook *'Signor giudice questa
gallina vorrebbe deporre')*

*35. Ah, la cioccolata! Lei non fa domande
stupide. Lei ti capisce.* (Fonte: dalla rete)

*36. In wine there is wisdom; in beer there is
freedom; in water there is bacteria.* (Benjamin
Franklin)

*37. Sono davvero felice di aver imparato a
suonare il flauto alle medie. Mi è servito tanto
nella vita.* (Fonte: dalla pagina Facebook.*'Non
c'é niente di speciale ad essere normale')*

*38. Le statistiche sono come i bikini. Ciò che
rivelano è suggestivo, ma ciò che nascondono è
più importante.* (Aaron Levenstein)

39. Ma i muri più duri da abbattere sono quelli nella testa.

40. A David Bowie, Hero: abbiamo visto luoghi meravigliosi, con una luce straordinaria; eppure eravamo solo spettatori, di una luce distante da noi. Ma adesso la luce straordinaria sarà su di noi. R.I.P.

Epilogo

Qualcuno ha detto che scrivere è un po' morire, ma un po' meno soli.

Forse perché lasciare una traccia scritta colloca il ricordo nello spazio-tempo, lo storicizza facendogli perdere l'aura magica, lo getta alle spalle consegnandolo al cammino già fatto.

Ma quando, vincendo una ritrosia naturale, esibiamo i nostri pensieri più profondi chi legge può, nel momento in cui se ne appropria, arricchirli con le proprie emozioni facendoli per incanto rivivere in lui.

Per questo ho scelto di scrivere, evitando sia la forma rigorosamente asettica del testo scientifico sia quella del racconto organico ben strutturato, degli episodi che costellano le mie giornate in corsia. Perché vorrei far uscire dal testo non tanto l'asciutta sequenza dei vari momenti, quanto piuttosto le sensazioni provate, i passaggi, i pensieri – a volte fugaci, altre volte più persistenti o ricorrenti – che colorano il tran tran quotidiano, consentendo a chi si accosta alla lettura di riscoprire la meraviglia che nasce dal loro accoglimento. E 'raccontare' la bellezza della professione medica: una vera arte, consapevole dei propri limiti e sempre pronta a rimettersi in discussione, come amava dire il Professor Piero Lovisetto, docente di Clinica Medica e guida nei miei primi passi dopo la laurea.

Tutt'altro che una scienza dogmatica, quando solo si lascia prendere dall'umanità, e così lontana dall'affermazione – avallata come una trottola dai media – secondo cui la medicina non deve lasciare spazio alla democrazia.

In grado di rinunciare, ovviamente nella giusta misura e con il giusto distacco e disincanto, al principio assoluto della oggettività ed alla stolta ambizione – inculcata fin dagli anni accademici – di mantenere ad ogni costo l'aplomb e una calcolata freddezza di fronte al malato, onde garantire all'agire clinico la massima efficacia. Una deriva che spinge a parlare sempre più di malattie e sempre meno di malati, in una società che a me invece sembra sempre più malata perché troppo medicalizzata.

E perché mai?

Perché non avere il coraggio di sporcarsi le mani, di metterci l'anima?

Perché – mi chiedo – rinunciare al lato umano della medicina?

Un lato umano recuperato in ambiti che rimangono ancora di nicchia, come quelli della bioetica o della medicina narrativa: quest'ultimo in particolare a prima vista molto alla moda, ma in realtà ridotto (quando va bene...) all'idea che si tratti in fondo solo di una nuova disciplina scientifica della medicina moderna, da incamerare con rigore positivistico, ma come tale incapace di scalfire il nostro modo di stare di fronte alla medicina, alla malattia, ai malati, alle persone.

E allora confesso di avvertire quasi una sorta di piacere nel consegnare alla forma scritta queste pagine, che deriva dall'illusione di riuscire a far risuonare anche in altri, non importa se medici, infermieri, Oss, pazienti, familiari o semplici curiosi, mille piccole emozioni.

E provo un senso di gratitudine che sorge dalla comunione di pensieri e ricordi.

Una volta il filosofo ebreo-lituano Emmanuel Levinas ha detto che il verbo ringraziare in lingua tedesca 'danken' è in rapporto con 'denken'; mentre in quella inglese 'thank' è in rapporto con 'think': in ambedue i casi l'idea del ringraziare si collega pertanto al significato di mantenere nel pensiero il ricordo di qualcuno. Perché chi dice 'ti ringrazio' ('Ich danke dir') promette di conservare una traccia, ed è un ricordo buono, amichevole, positivo.

Nota finale

Una piccola guida conclusiva può permettere ai pigri, ai curiosi, a chi ha 'annusato' i frammenti e i brani inclusi in questo libro, di farsi un'idea più precisa dei pensieri e delle emozioni che l'hanno ispirato, e spingere nello stesso tempo il lettore benevolo a lasciar correre la fantasia e l'immaginazione, a prestare attenzione alle faccende di tutti i giorni, a risvegliare la capacità di meravigliarsi incontrando la vita.

1) La prima sezione (*Tu chiamale, se vuoi, emozioni*) propone un microcosmo di situazioni, emozioni e sfumature, capaci di colorare la giornata di una corsia di medicina. Dalla loro osservazione nasce il titolo blandamente provocatorio di questo diario, che vuol essere un invito a non trascurare – anche nei momenti più difficili – l'importanza dell'aspetto umano ed a superare il distacco emotivo, spesso frettolosamente confuso con l'oggettività del rigore scientifico. Per affiancare alla perspicacia clinica la piena consapevolezza della fragilità di chi come operatore o paziente si trova di fronte la malattia.

Non tanto – come potrebbe pensare qualcuno – per un generico atteggiamento di bonarietà individuale, caritas cristiana o bontà umana, quanto piuttosto per evitare di essere travolti dall'aneidonia e dal burnout.

Malinconia, stima, amicizia, voglia di esserci, pacatezza nel rassicurare, interesse per le nuove scoperte, consapevolezza esistenziale, prossimità e capacità di rispecchiarsi nell'altro: nel ripercorrere la gamma delle sensazioni provate (a volte solo sfiorate o accennate, in altri casi rese in forma più articolata) mi hanno tenuto compagnia da un lato la gioia del raccontare, dall'altro l'illusione di poter accendere nel lettore la curiosità e lo stupore di fronte alle cose più piccole e intime, a torto giudicate insignificanti.

Perché proprio dalle piccole cose può nascere un'analogia suggestiva (la visita medica come un viaggio, in *Occhi per piangere*), oppure l'interesse per l'innovazione tecnologica (le nuove frontiere del diabete, in *Cavour*), o anche un'intuizione etica *(Appoggi il gomito) o* un ricordo delicato (*Pà*).

2) I brani della sezione successiva – come traspare dal titolo ' *A San Lorenzo...*' – si fermano tutti in prossimità di una morte annunciata o percepita dai pazienti e dai famigliari. La mestizia di

questi incontri è palese, e richiede agli operatori sanitari di proporsi con delicatezza e pudore, ma soprattutto con premura, nei confronti di chi a breve non sarà più.

Senza però nascondere l'affetto per chi soffre, perché molto spesso – per una precedente conoscenza o per vicinanza di età, oppure per la consuetudine legata alla cura che diventa una frequentazione quotidiana – agli occhi del medico (e degli infermieri) il paziente diventa una presenza capace di toccare corde profonde, con un rimando a quello che succede al malato, che trova nei medici e negli infermieri le figure di riferimento finali.

La riflessione conclusiva (*Chirone*) – con l'appello al più saggio e benevolo tra i centauri, maestro di Achille e di molti eroi greci, che trasmise ad Asclepio la conoscenza dell'arte medica – lascia spazio alla sensazione di sfinimento che rimane dopo la perdita.

3) L'apertura della terza sezione *(Alcune cose non si vedono con gli occhi, ma solo col cuore...)*, dal titolo *Chiedimi se sono felice*, non è una semplice esortazione, ma la sede per accogliere l'insegnamento delle Medical Humanities: perché la cura – come ricorda una bellissima canzone d'amore di Franco Battiato – è qualcosa che va oltre la rigida applicazione delle più aggiornate linee guida scientifiche. Le tre citazioni sono tratte da un testo di Sandro Spinsanti, *La medicina vestita di narrazione*.

Due divertimenti letterari (*Soffi cardiaci*, con la citazione in calce dalla canzone *Magnifico*, di Fedez e Francesca Michielin, e *Acufeni & C.*, con un breve passaggio in vernacolo piemontese), un malinconico scherzo letterario sull'amore (*Amori senili*), un florilegio (*A proposito del Signor Alzheimer*) e la recensione di un film di Francesco Bruni sull'Alzheimer girata in ballata (*Tutto quello che vuoi*) possono essere intese appunto come uno sprone a frequentare le Medical Humanities, a mio avviso irrinunciabili per chi voglia affinare la propria sensibilità umana e di medico.

Una sensibilità la cui assenza, specialmente quando coperta dalla presunzione di sapere (*Proctologia*, sulle distorsioni della conoscenza acquisita online) e dall'arroccamento in difesa di interessi economici (*Voci*, sulla scarsa empatia di chi dovrebbe per definizione saper cogliere l'animo umano) o posizioni professionali (*Farmaco*, sulla spregiudicatezza della ricerca accademica e farmacologica), può portare a distorsioni comunicative e *malpractice*.

Nasce da questa visione il rammarico sui vaccini (*No-vax Pro-vax*): un tema su cui il frastuono mediatico, estremizzando le posizioni, ha forse rovinato le *chances* di un dialogo pacato tra le diverse fazioni e la possibilità di un'educazione sanitaria più sobria ed a mio avviso molto più efficace basata sull'esempio, come nel racconto di Mario Calabresi sui medici vaccinatori in Africa.

Ho voluto infine inserire in questa sezione anche alcune riflessioni in tema di vita professionale: *Voglio essere come Checco Zalone* è un tributo dolce-amaro ai molti colleghi giunti alla fatidica pensione, mentre *No, non conosco Ahmad* esprime la mia vicinanza a Chiara ed ai colleghi medici impegnati in una campagna in favore di Ahmadreza Djalali, un ricercatore iraniano incarcerato al rientro in patria dopo aver frequentato un master internazionale in Italia. Una adesione sull'onda del ricordo dei lontani anni universitari.

Il misterioso *Esperenziale* è infine il racconto di un esercizio formativo ad un corso di counseling sanitario. Perché la medicina è *'nata cosa!*

4) Il '*mondo intorno*' è un collage di immagini, impressioni, spunti ispirati da piccoli e grandi fatti di cronaca. Il registro rimane raccolto, dalla pro-

spettiva intima e minimalista, ma lo sguardo si sposta dalla professione al mondo.

La poesia di Prevert (*Tanto peggio*) contro la grettezza di cuore è un invito all'accoglienza dei derelitti – gli 'sporchi' – e introduce il brano *Loro*, ispirato da un tragico naufragio di migranti nel Mediterraneo; l'occhio si volge però rapidamente all'anelito di libertà evocato dal film *Wild*, storia di trekking e di Montagne rocciose, per rimbalzare da ultimo sui compiti superegoici (la stesura di poster congressuali che magari nessuno leggerà), mitigati solo dalla consapevolezza supererogatoria di scegliere sempre in modo responsabile.

Il verso del poeta sufi Mevlana Jalaluddin Rumi sosta sulla soglia che separa convinzioni interiori e appelli dall'esterno, e ci rammenta di essere ponti e insieme prede della contraddizione, perennemente alla ricerca di una felicità sfuggente.

Il *Silenzio* calma l'angoscia, la rabbia, le tensioni scatenate dalle contraddizioni e dalle sofferenze.

Il post successivo di Flavia, amica di Facebook, parla di *Randagi*, ma può benissimo venire applicato a chi vive ai margini, fuori dal mondo bello. E richiama la suggestione e la forza del pensiero del già citato Levinas, che amo particolarmente.

La tigre – fuggita da uno zoo – rovescia l'idea di un mondo di buoni e cattivi.

Non conoscevo Caproni è dedicato al quasi sconosciuto poeta livornese portato alla ribalta alla prova di maturità del 2017: postare una sua poesia equivale ad amare una volta di più quello che non si conosce o che ci è ancora estraneo, ed anche a ricercare la poesia del mondo.

Brexit! e *Brexit.2* invitano a non avere preclusioni, perfino verso tutto ciò che a prima vista appare sbagliato o in contrasto con i nostri (pre)-giudizi.

Sara smiles si colloca sulla stessa linea di pensiero: accetta l'opinione altrui, anche quando credi il contrario, perché nessuno può avere la presunzione di detenere in esclusiva la verità!

Buongiorno è la resa stralunata di una delle tante assillanti telefonate dei call-center, che propongono tutte offerte irrinunciabili, ovvero l'acquisto di qualcosa che non vogliamo assolutamente. Ma il tono è scherzoso e non dimentica la difficoltà di chi a volte, all'altro capo del telefono, accetta lavori così svilenti e frustranti.

In chiusura *Mare quando arrivi*, è un desiderio di evasione mascherato da attesa delle vacanze.

5) Gli aforismi sono una collezione di frasi e citazioni di autori e personaggi più o meno famiosi, di motti e nonsense 'pescati in rete', di pensieri e fantasticherie personali sui temi che mi sono più

cari: appunto la libertà, l'amore, la fantasia, la follia.

Per gli aforismi riporto l'autore in parentesi. Le citazioni dal web e dai Social network vengono indicate le pagine online originarie da cui sono tratte solo quando disponibili. Le massime e le battute senza citazione sono frutto, o forse farei meglio dire colpa, della mia fantasia. Affiorate spontaneamente o provocata da messaggi e suggestioni spesso subliminali, ma capaci di acquisire forza di per se stesse.

Indice

Alcune cose non si vedono con gli occhi, ma solo col cuore: non è facile, ma se ci provi non sarai mai vecchio e stanco

- *Chiedimi se sono felice*
- *Soffi cardiaci (San Valentino)*
- *Acufeni & C.*
- *A proposito del Signor Alzheimer*
- *Amori senili*
- *Tutto quello che voglio*
- *Proctologia*
- *Voci*
- *Farmaco*
- *No-Vax Pro-Vax*
- *Voglio essere come Checco Zalone*
- *No, non conosco Ahmad*
- *Esperenziale*
  (a lezione di counseling sanitario)
- *'A medicina è n'ata cosa*

E fuori il mondo che gira attorno

- *Tanto peggio*
- *Loro*
- *Orizzonti*
- *Silenzio*